Dr Henri ESCALLIER
ANCIEN INTERNE Ier DES HOPITAUX
DE PARIS
MÉDAILLE D'HONNEUR DES ÉPIDÉMIES
MÉDAILLE DE BRONZE DE L'ASSISTANCE PUBLIQUE

Rechute de Fièvre typhoïde
et
Allergie typhique

PARIS
J.-B. BAILLIÈRE ET FILS
19, rue Hautefeuille, 19

1912

RECHUTE DE FIÈVRE TYPHOÏDE

ET

ALLERGIE TYPHIQUE

Dr Henri ESCALLIER
ANCIEN INTERNE Pre DES HÔPITAUX
DE PARIS
MÉDAILLE D'HONNEUR DES ÉPIDÉMIES
MÉDAILLE DE BRONZE DE L'ASSISTANCE PUBLIQUE

Rechute de Fièvre typhoïde

et

Allergie typhique

PARIS
J.-B. BAILLIÈRE ET FILS
19, rue Hautefeuille, 19

1912

A MES MAITRES DANS LES HOPITAUX

1904-1905. — Professeur RECLUS, hôpital de la Charité.
id. Docteur BARIÉ, hôpital Laennec.

Stage

1905-1906. — Docteur CAMPENON, hôpital de la Charité.
id. Docteur LE GENDRE, hôpital Lariboisière.

Externat

1906-1907. — Docteur RICHELOT, hôpital Cochin
id. Docteur CAMPENON, hôpital de la Charité.

1907-1908. — Docteur GALLIARD, hôpital Lariboisière.

1908-1909. — Docteur GUINON, hôpital Bretonneau.

1909-1910. — Docteur BOISSARD, hôpital Saint-Louis (Maternité.)
id. Docteur DE BEURMANN, hôpital Saint-Louis.

Internat provisoire

1910-1911. — Docteur RIST, hôpital Trousseau.

1911-1912. — Docteur RIST, hôpital Laennec.
id. Docteur CASTAIGNE, hôpital Laennec.
id. Docteur LERMOYEZ, hôpital Saint-Antoine.

A MM.: AUVRAY. — P. RICHE. — WIART,
chirurgiens des hôpitaux.

A MES MAITRES DE L'HOPITAL TROUSSEAU :

MM. les Docteurs NETTER. — TRIBOULET. — GUILLEMOT.
RIBADEAU-DUMAS. — AUBERTIN.

A MON PÈRE

A MON FRÈRE

A MES AMIS

A mon Président de Thèse

M. LE PROFESSEUR WIDAL

MEMBRE DE L'ACADÉMIE DE MÉDECINE

RECHUTE DE LA FIÈVRE TYPHOÏDE
ET ALLERGIE TYPHIQUE

I. — INTRODUCTION

Au cours de notre seconde année d'internat provisoire, M. le Docteur Rist nous a fait le très grand honneur de nous appeler auprès de lui pour remplir les fonctions d'interne dans son service de l'hôpital Laënnec. C'est alors que pour la première fois nous eûmes à nous occuper d'une question encore peu étudiée en France, l'*allergie*, et plus spécialement l'allergie vaccinale variolique, à l'occasion de la vaccination en série des malades du service nouvellement ouvert. Tout d'abord notre intention avait été de consacrer notre thèse à l'étude des réactions au vaccin antivariolique. Pendant les mois de juin, juillet et août 1911 nous avions eu à soigner un assez grand nombre de malades atteints de fièvre typhoïde, et, parmi ces malades, quatre présentèrent une rechute. Deux d'entre eux firent une rechute grave et l'un mourut au 21e jour de sa rechute. Nous avions été frappé de la gravité de ces cas, alors que les traités actuels sont unanimes à considérer la rechute de la fièvre typhoïde comme bénigne.

Encouragés dans cette voie par notre maître, M. le

Dr Rist, nous voulons aujourd'hui rechercher comment l'individu réagit à l'infection typhique au cours des rechutes de la fièvre typhoïde. La réaction de l'individu à l'infection éberthienne est cliniquement révélée par un certain nombre de symptômes et parmi eux c'est le symptôme fièvre qui est le plus facilement appréciable dans toutes ses variations, grâce au thermomètre. Nous aurions pu étudier la courbe du taux d'agglutination, de la déviation du complément, de l'index opsonique, mais nous avons cru devoir limiter l'étendue de notre sujet et nous nous bornerons à l'étude de la courbe thermique de la rechute de la fièvre typhoïde.

Qu'il nous soit permis, avant d'entreprendre cette étude, d'adresser ici le témoignage de toute notre gratitude à M. le Dr Rist pour la marque de haute estime qu'il nous a donnée en nous appelant une deuxième année auprès de lui, de lui exprimer notre reconnaissance pour les conseils de haute valeur scientifique et clinique qu'il nous a prodigués chaque jour; c'est lui qui a bien voulu être notre guide au cours de ce travail et nous lui en adressons ici nos vifs remerciements.

Qu'il nous soit permis encore, au moment où nous quittons les hôpitaux de Paris, d'exprimer nos remerciements à tous nos maîtres, qui pendant des années, encore trop peu nombreuses, nous ont aidé de leurs conseils, n'écoutant que leur désir de nous être utile en nous initiant aux mille difficultés de la clinique.

Enfin nous sommes heureux de remercier M. le Pr Widal du grand honneur qu'il nous fait en acceptant d'être notre président de thèse.

II. — HISTORIQUE

La rechute de la fièvre typhoïde a déjà été maintes fois étudiée, mais il est curieux de remarquer que tous les travaux de quelque importance sur ce sujet sont groupés en un petit nombre d'années, de 1866 à 1886. Avant 1866 c'est l'ère des précurseurs où l'on discute l'existence même de la rechute; après 1886 la doctrine médicale paraît être définitivement établie et d'autres problèmes médicaux sollicitent l'attention du monde médical.

On trouve notée la rechute de la fièvre typhoïde pour la première fois dans le travail de Rœderer et Wagler de Gœttingen, *De morbo mucoso* en 1762 dont un chapitre est intitulé « Fièvre muqueuse : récidive ». « Il n'est pas extraordinaire qu'après un certain temps la maladie reparaisse; presque toujours après la fièvre primitive, il survient une récidive d'un caractère plus fâcheux. »

Puis il faut attendre jusqu'en 1832 les observations publiées par Jenner à Bruxelles, où l'on trouve un exemple de rechute double.

Taupin, en 1839, publie dans le *Journal des connaissances médico-chirurgicales* deux observations de rechute chez l'enfant; ce sont ces mêmes observations, nous nous en sommes assurés, qui sont reproduites en 1843 par Rilliet et Barthez dans leur « Traité des Maladies des Enfants ». Louis, en 1829, Andral, en 1836, signalent, sans observations, la possibilité de rechutes, signalée également à l'étranger par Schultz après Ebstein en 1830 (d'après Murchinson), puis par Stewart en 1840.

Par contre, Petit et Serres (1813), Chomel, Gendron, J. Frank, Bouillaud, Valleix sont muets sur la question, ainsi que Barier, Niemeyer, West.

En 1856 Barbrau fait paraître dans la *Gazette des Hôpitaux* un mémoire « Des rechutes de la fièvre typhoïde », et ce mémoire marque le début d'une nouvelle époque où l'on va étudier de près les symptômes de la rechute de la fièvre typhoïde. Signalons les travaux les plus imposants de cette période : la thèse de Bougarel en 1857, l'article de Michel en 1859, suivi de sa thèse en 1864, où la rechute reçoit le nom de réversion, la thèse de Loué (1859), les leçons cliniques de Trousseau à l'Hôtel-Dieu (1861), l'article « Fièvre typhoïde » dans le *Traité des maladies infectieuses* de Griesinger (1864). Mais tous ces travaux, pour intéressants qu'ils soient pour celui qui est curieux d'étudier l'évolution des idées sur la rechute de la fièvre typhoïde et surtout sur sa pathogénie, son étiologie, son pronostic, sa durée, ne seront pour nous que peu utilisables : la thermométrie clinique ne fait que naître.

Le traité fondamental de Wunderlich : « De la température dans les maladies », date en effet de 1868, et c'est à partir de ce jour seulement qu'à l'étranger aussi bien qu'en France les auteurs vont étudier les rechutes de la fièvre typhoïde, le thermomètre à la main. Les questions de pathogénie, d'étiologie intéresseront cependant encore les savants et occuperont une place toujours considérable dans les travaux de l'époque. De cette époque datent l'importante thèse de Marboux, de Strasbourg (1866) (1), de Bollenat (1869), qui confond recrudescence et récidive. Puis c'est la mémorable discussion à la Société Médicale des Hôpitaux, du 10 décembre 1869 où les opinions de Lorain sont discutées par Bergeron,

(1) La thèse de Marboux nous paraît être la première où la température soit méthodiquement notée et l'École de Strasbourg semble avoir devancé Paris dans les études de thermométrie clinique.

Dumontpallier, Hérard, Marrotte; le 24 décembre 1869, C. Paul lisait devant la même Société son important mémoire cherchant à préciser les termes de recrudescence, rechute et récidive.

Successivement des observations, mémoires, ou thèses sont publiés par Gubler (1869), Laboulbène (1871) Cornil, Isambert, Potain, Carville (1872), Colin (1873), Ferréol, Perrin, Serres (1874); mais insistons sur la thèse de Guyard qui, en 1876, s'efforce de définir exactement les termes de rechute, récidive, réitération, réversion, et met la question au point pour son époque.

En 1877, Lorrain fait paraître l'important ouvrage intitulé « De la température du corps humain et de ses variations dans les maladies », contemporain des intéressantes leçons cliniques de Bucquoy, de Raynaud, de l'article de Homolle.

En 1878 signalons « la Fièvre typhoïde » de Ch. Murchinson où l'on trouve une statistique de 50 cas de rechute, et les observations de Tuckwell et d'Irvine.

Il nous reste à mentionner encore quelques travaux, les derniers, mais les plus importants, sur le sujet qui nous occupe; en un petit nombre d'années ce sont la thèse d'agrégation de Hutinel (1883), les thèses de Meunier (1883), de Licht, de Strasbourg, de Devic (1886); cette dernière contenant 32 tracés thermométriques. Des mêmes années datent les leçons de Jaccoud, qui peuvent être considérées comme le résumé, la conclusion de toutes les études dont nous venons de faire mention.

Les travaux deviennent ensuite de plus en plus rares : thèses de Deumié, de Deroche (1887-88), nouvelle leçon de Jaccoud (1887), de Potain (1892). Jusqu'à nos jours nous trouvons encore un assez grand nombre d'observations, mais leur publication est motivée soit par une complication survenue au cours de la rechute, soit par leur issue fatale et l'étude clinique n'apparaît que comme annexe des constatations anatomopathologiques. On trouvera mention de ces publications dans notre index bibliographique.

L'étude de la rechute de la fièvre typhoïde est jusqu'à l'heure actuelle restée dans le domaine de la clinique, et comme toute étude clinique a été négligée depuis de nombreuses années. C'est qu'en effet à une ère clinique de la fièvre typhoïde a succédé une ère bactériologique, dans laquelle on peut distinguer même plusieurs périodes. Les savants se sont d'abord occupés de la spécificité du bacille d'Eberth, puis l'attention a été longtemps tenue occupée par l'étude de l'agglutination de Widal; pendant ces dernières années les questions d'épidémiologie ont été renouvelées par la notion des porteurs de bacilles; — puis les problèmes de la différenciation du bacille d'Eberth et des paratyphiques, — de la sérothérapie, enfin de la vaccination antityphique ont successivement passionné le monde savant.

Tous ces travaux de laboratoire ont éloigné le médecin de l'étude clinique de la rechute de la fièvre typhoïde, mais, actuellement, l'application des résultats des recherches de laboratoire à l'étude du malade ramène le clinicien à son chevet, et c'est avec des données nouvelles qu'il peut étudier chez lui le problème de l'immunisation et de la sensibilisation ou anaphylaxie dans ses manifestations symptomatologiques.

En effet, après avoir étudié expérimentalement l'immunité et l'hypersensibilité aux agents infectieux et à leurs poisons, on devait tout naturellement se demander si ces phénomènes biologiques n'avaient pas leur expression clinique, autrement dit, s'ils n'intervenaient pas dans la pathogénie des symptômes, dans leur groupement et dans l'ordre de leur succession. C'est von Pirquet qui a ouvert la voie aux recherches inspirées par ces préoccupations. Parti de l'étude de la maladie sérique, il a été conduit à celle de la vaccine, puis à celle de la tuberculose, et l'on sait quelle riche moisson de faits nouveaux et d'idées nouvelles on doit à ses efforts. L'essentiel peut s'en résumer dans le concept de l'allergie que nous lui devons et dont les applications à la clinique paraissent devenir de plus en plus nombreuses. Enthousiasmés par la lecture des travaux de von Pirquet, il nous a paru intéressant d'étudier à nouveau les différents modes de réaction de l'organisme à l'infection typhique dans la rechute de la fièvre typhoïde et nous essaierons d'apporter dans cette étude une précision analogue à celle de von Pirquet dans l'étude de la réaction vaccinale variolique.

Il est de notion classique qu'une première atteinte de fièvre typhoïde détermine l'immunité ; mais l'observateur attentif arrive bientôt à constater un certain nombre de faits : les rechutes de fièvre typhoïde sont relativement fréquentes ; — les rechutes ne surviennent pas à la suite de typhoïdes de courte durée, de formes ambulatoires ou abortives ; — les rechutes n'ont pas toujours un caractère bénin, et nombreux sont les cas de mort ; — et l'on arrive à se demander si, à côté de phénomènes d'immunisation, il n'y aurait pas des cas plus rares de sensibilisation de l'individu à l'infection typhique, sensibilisation prouvée dans le domaine de l'expérimentation par les travaux de Krauss, de Delanoë.

C'est la solution de ce problème que nous avons cherchée, et pour arriver à un résultat s'appuyant sur un grand nombre de faits, nous avons réuni le plus grand nombre d'observations que nous avons pu ; aux 13 observations personnelles, ou communiquées par M. le professeur Widal, que nous ne saurions trop remercier de l'aimable accueil qu'il nous a toujours fait, nous avons joint un grand nombre d'observations déjà publiées, et nous avons pu réunir ainsi environ 80 tracés de courbes de température de rechutes de la fièvre typhoïde ; on trouvera dans notre tableau III l'indication des observations que nous avons retenues pour notre travail, car nous avons été obligé d'en éliminer un certain nombre qui, publiées sous le nom de rechutes, étaient en réalité des recrudescences ou des récidives. Afin d'avoir une idée aussi exacte que possible de la durée de la rechute de la fièvre typhoïde, nous avons ajouté à ces observations complètes — les seules qui servent de base à notre étude clinique — un relevé de nombreuses observations inutilisables pour l'étude de la courbe thermique, mais où la durée des différentes périodes que nous envisagerons était fixée avec précision ; elles sont analysées aux tableaux I-II-IV et V. Au cours de notre travail, nous aurons à faire appel à ceux de nos devanciers, notamment aux recherches expérimentales de Krauss et Delanoë, mais, pour nous, suivant en cela la méthode de von Pirquet, nous n'envisagerons que le seul point de vue clinique, nous ne voulons étudier l'immunité et l'anaphylaxie typhique qu'au lit du malade, sans l'intervention d'expériences de laboratoire.

III. — LA DOCTRINE ALLERGIQUE

« L'individu qui a eu la rougeole, la variole, la coqueluche ne contracte pas en général une deuxième fois cette affection : c'est ce que nous appelons l'immunité.

D'un autre côté, certaines maladies infectieuses, telles que la pneumonie, l'érysipèle, laissent après leur guérison comme reliquat une susceptibilité plus accentuée, une prédisposition à la réinfection.

Qu'arrive-t-il si l'on injecte de nouveau chez le sujet immunisé le germe de l'infection contre laquelle il est immunisé ? La vaccine est un sujet d'études facile pour la solution de cette question. Vaccinons d'une part un homme qui a été vacciné il y a 2 ans et qui, suivant le point de vue habituel, est immunisé ; — d'autre part, vaccinons un homme qui ne l'a jamais été et comparons les réactions : l'individu vacciné pour la première fois montre au bout de 24 heures une petite écorchure sans réaction périphérique; chez l'individu immunisé, au contraire, l'écorchure est entourée d'une zone inflammatoire surélevée, siège de démangeaisons.

Le sujet vacciné serait donc devenu hypersensible.

Mais attendons quelques jours et le tableau change. Chez le sujet revacciné, la papule devient brunâtre, plus petite, tandis que chez le sujet vacciné pour la première fois il se forme au niveau du point de l'inoculation une vésicule qui croît de plus en plus, s'entoure d'une auréole inflammatoire assez étendue, et devient finalement une pustule.

Nous constatons donc maintenant que le sujet vacciné

pour la première fois est le plus sensible, car il présente des phénomènes de réaction locale et générale. Ce qui paraît important à noter, c'est que les deux sujets réagissent tous les deux, l'un plus tôt, l'autre plus tardivement, l'un avec une papule, l'autre avec une pustule, l'une d'une façon presque imperceptible, l'autre très violemment. Une première vaccination n'a donc pas produit l'immunité dans le sens d'une insensibilité absolue, mais la faculté de réaction a varié dans le temps, la quantité et la qualité. Ces faits fournissent la justification du terme allergie (ἄλλη ἔργεια) ou faculté de réaction modifiée, terme répondant à une conception clinique, sans opinion préconçue bactériologique, pathologique ou biologique. »

C'est en ces termes que von Pirquet définit le terme *allergie* au début de son travail paru en 1910; puis en une suite de chapitres il étudie les réactions allergiques aussi bien chez l'homme que chez les animaux.

La doctrine allergique est en effet fondée sur deux ordres de documents : des faits expérimentaux d'une part, des observations cliniques d'autre part. Depuis longtemps, certes, on connaissait le mode de réaction différent et spécial de l'individu déjà vacciné et revacciné contre la variole, et la réaction au vaccin variolique chez l'homme en état d'immunisation était décrite sous le nom de fausse vaccine, mais ce n'est que depuis peu de temps que les réactions de cet ordre sont étudiées d'une façon réellement scientifique et expérimentalement.

L'étude scientifiquement ordonnée des réactions aux toxines débute avec les travaux de Ch. Richet sur l'actino-conjestine, et c'est à cette occasion qu'il créa le terme d'anaphylaxie (1902).

L'expérience fondamentale peut être ainsi schématisée : si, après une injection d'une dose déterminée, non mortelle, d'actino-conjestine à un chien, on renouvelle au bout de trois semaines une injection de la toxine, cette nouvelle injection détermine la mort rapidement, bien que la dose injectée soit moindre (1/20). L'animal, loin d'être immunisé, est sensibilisé; de plus, les troubles qu'il présente sont différents de ceux que présente l'animal témoin, qui reçoit d'emblée une dose mortelle.

Un an après, Arthus exposait le résultat de ses recherches: l'injection de 10 cmc. de sérum de cheval au lapin ne détermine aucun accident. Mais si on renouvelle l'injection à intervalles de quelques jours, même à dose moindre, de 5 cmc., par exemple, on ne tarde pas à voir apparaître des réactions locales allant de l'œdème à la nécrose; on peut même provoquer la mort en quelques minutes par une injection intraveineuse de 2 cmc. de sérum de cheval. Ce sont là des phénomènes qu'Arthus assimilait à l'anaphylaxie toxinique de Ch. Richet et c'est sous le nom d'accidents sériques anaphylactiques que ces phénomènes sont actuellement étudiés.

D'un autre côté, la même année, Schick et von Pirquet faisaient d'intéressantes constatations cliniques. Depuis longtemps déjà, depuis les débuts de la sérothérapie antidiphtérique, on connaissait les accidents sériques, mais personne avant ces deux auteurs n'avait eu l'idée de comparer les accidents consécutifs à une première injection et ceux apparaissant à la suite d'une deuxième injection et voici ce qu'ils observèrent. Au cours d'une épidémie de scarlatine un enfant reçoit, le 8 août 1902, 200 cmc. de sérum antiscarlatineux et présente des accidents sériques au bout de 7 jours, analogues à l'érythème marginé aberrant de Marfan. Le 19 novembre 1903, le même enfant reçoit 2 cmc. de sérum antidiphtérique à titre prophylactique; 8 heures après, on note une élévation de température, de l'œdème au lieu de l'injection; le lendemain matin, la tuméfaction rouge vif, douloureuse, atteint le milieu du bras; l'après-midi, il existe une éruption urticarienne généralisée; mais, au bout de 36 heures, la température baisse et les accidents locaux s'atténuent. Le 6e jour après l'injection, on note une nouvelle éruption urticarienne passagère.

Dix autres enfants soignés en même temps, et qui n'ont, eux, reçu que l'injection prophylactique de 2 cmc. de sérum antidiphtérique, constituent les témoins de cette observation clinique qui revêt la valeur d'une expérience, et, parmi eux, il y eut 4 réactions du 6e au 8e jour. On peut donc conclure à une hypersensibilisation acquise, par comparaison entre la réaction tardive à la première injection et la réaction plus précoce à la deuxième injection. De plus, la première injection s'accompagne de phénomènes généraux prédominants et d'aucune réaction locale; la deuxième injection, au contraire, accompagnée certes de quelques troubles de l'état général, pouvant aller jusqu'au collapsus, est surtout caractérisée par une réaction locale intense.

L'expérimentation sur l'animal est venue confirmer les conclusions cliniques de Schick et von Pirquet.

Arthus et Wolff Eisner déterminent chez l'animal une hypersensibilité nouvelle à chaque injection nouvelle; von Pirquet et Schick notent expérimentalement qu'il peut se produire une diminution de la sensibilisation, si bien qu'il est difficile pour le sérum de séparer les phénomènes d'immunisation des phénomènes de sensibilisation. Mais l'immunité n'est que passagère et se maintient d'autant plus longtemps que les doses employées dans les injections successives ont été plus fortes (Besredka, Steinhardt, Gay et Southard, Otto). C'est ce nouveau phénomène que von Pirquet appelle « anergie » et que Nicolle (1907) a nommé l'« antianaphylaxie », quand il s'agit du sérum. Ce sont les injections faites pendant la période d'incubation qui diminuent l'anaphylaxie;

Besredka a appelé « propriété vaccinante » ce fait de diminution de la sensibilité par réinjection d'une dose non mortelle.

Ces diverses modalités de réaction, qu'il est facile d'étudier expérimentalement chez l'animal, sont encore faciles à constater chez l'homme au cours de la vaccination antivariolique. On peut ainsi résumer l'évolution d'une inoculation vaccinale : lors d'une première inoculation, on note les premier et deuxième jours l'existence de l'érosion traumatique seule : au 3e ou 4e jour apparaît une petite papule rouge ; c'est le début de la réaction spécifique ; du 4e au 6e jour, la partie médiane se surélève plus nettement ; la zone périphérique constitue une large aréole rouge, qui augmente journellement de un millimètre de diamètre. Le centre se transforme en une pustule ; l'aréole rouge, qui au début était de *diamètre égal* à la papule, diminue peu à peu, envahie progressivement par la pustule. Les 8e et 10e jours, *l'aréole s'étend en un large placard* rouge légèrement surélevé. La pustule cesse de s'accroître et devient jaunâtre ; la zone inflammatoire atteint ainsi son maximum d'étendue du 11e au 15e jour, puis diminue rapidement, tandis que la pustule se dessèche et évolue vers la cicatrisation. Toute cette évolution s'accompagne d'une réaction générale fébrile et d'adénopathies axillaires. Lors d'une revaccination, au contraire, la papule apparaît plus tôt et est d'autant plus nette qu'on procède à des revaccinations plus rapprochées. Cette petite papule au centre d'une petite zone inflammatoire demeure à l'état de papule et n'atteint pas la différenciation en pustule. Le maximum de développement est atteint au bout de 24 heures.

La réaction vaccinale chez l'individu immunisé est donc caractérisée par une réaction précoce, mais abortive. Mais plus l'intervalle entre la première vaccination et la revaccination augmente, plus on constate l'apparition de fortes réactions avec papule et aréole différenciées.

Mais ces réactions accélérées et non plus immédiates se distinguent de celles de la première vaccination par les caractères suivants : l'apparition de l'aréole est beaucoup plus précoce; — l'accroissement de la papule est beaucoup plus tôt terminé ; le diamètre de l'aréole n'atteint pas en général le diamètre de l'aréole de la première vaccination. Exceptionnellement cependant elle peut acquérir une grandeur plus considérable : il s'agit alors d'une réaction *hyperergique*.

En résumé la « revaccination positive » faite longtemps après la première vaccination est essentiellement caractérisée par une incubation raccourcie, une évolution plus rapide dans sa totalité.

De ces phénomènes d'allergie sérique, vaccinale, il faut, avec von Pirquet, rapprocher les réactions précoces, rapides, intenses, secondaires à l'inoculation cutanée de tuberculine chez le tuberculeux ; l'ophtalmo-réaction de Chantemesse à la toxine typhique est une réaction allergique : réaction locale, intense, précoce, mais de courte durée chez un individu déjà infecté par le bacille d'Eberth.

C'est encore sous le terme général d'allergie qu'on peut décrire les réactions atténuées que présentent les malades au cours d'infections dites immunisantes quand il survient une rechute, ou lorsque ces maladies évoluent naturellement par poussées successives comme la fièvre récurrente. Il est classique de dire qu'une première atteinte de fièvre typhoïde confère l'immunité, mais, dans de nombreux cas, cette immunité n'est pas absolue puisque les rechutes de fièvre typhoïde sont relativement fréquentes.

Jusqu'à présent on a considéré que ces rechutes étaient explicables par une insuffisance de l'immunisation due à la première atteinte. Mais, comme nous le verrons, les faits sont en contradiction avec cette notion pathogénique, et l'on peut se demander aujourd'hui si, dans un certain nombre de cas, il n'y aurait pas au contraire sensibilisation de l'individu. — C'est ce que nous rechercherons sous la dénomination d'allergie typhique, le terme allergie « répondant à une conception clinique, sans opinion préconçue pathologique ou biologique ».

Nous rappellerons en terminant ce rapide exposé que l'infection typhique, expérimentalement, ne détermine pas toujours l'immunisation, mais parfois la sensibilisation de l'animal ; c'est ce que Delanoë a appelé l'anaphylaxie typhique, « phénomènes contraires à l'immunité observés chez les animaux », phénomènes également étudiés par Krauss, de Vienne. Cette « anaphylaxie typhique se manifeste de manière très différente chez le lapin et le chien d'une part, chez le cobaye d'autre part » ; en effet, les réactions anaphylactiques sont exceptionnelles chez le lapin et le chien, et ces animaux, loin de se sensibiliser au bacille typhique, s'immunisent. Le cobaye au contraire s'anaphylactise facilement; on peut sensibiliser le cobaye par n'importe quelle voie : sous-cutanée, intra-péritonéale, intra-veineuse, « mais cette hypersensibilité une fois acquise ne peut se révéler que par une épreuve intra-veineuse ». Les injections sensibilisantes suivies de l'injection d'épreuve, injections toutes faites péritonéales, ne mettent en évidence que des phénomènes d'immunité. « L'hypersensibilité du cobaye est uniquement une hypersensibilité intra-veineuse » (Delanoë).

IV. — DÉFINITION

La première difficulté en présence de laquelle on se trouve quand on aborde une étude sur la rechute de la fièvre typhoïde est de savoir exactement ce qu'il faut entendre par rechute de fièvre typhoïde. Longtemps on a discuté sur le sens exact, la « compréhension » de ce mot ainsi que des termes recrudescence et récidive. Rilliet et Barthez rapportent en 1843 les observations de Taupin sous le nom de récidives, alors qu'en 1861 ils les appellent rechute. De plus, certains auteurs, désireux d'apporter de la précision, ont créé des mots nouveaux qui sont venus compliquer la terminologie et rendre les discussions encore plus obscures. Tel, Michel en 1864 créant le mot de « réversion » et le définissant ainsi : « Du 10e au 15 jour, 20e jour de la convalescence, la maladie première reparaît quelquefois dans toutes ses manifestations... ; dans ce cas, on peut dire qu'il y a réversion, s'il est permis de franciser le mot *reversio* de l'ancienne pathologie : « *dicitur reversio, reciprocatio et usitatius recidiva, quando scilicet prioris morbi causa non perfecta remota aut ablata ob ejus novam sollutionem morbus qui ad sensum videbatur extinctus, evidenter repetit et recurrit* » (Castelli : Lexicon medicum, Genevæ, 1746). Et quelques lignes plus loin, l'auteur ajoute : « La réversion tient à la fois de la rechute et de la récidive, desquelles elle peut prendre l'une ou l'autre de ces dénominations suivant le temps qui s'est écoulé entre elle et la maladie première... Nous appliquons le terme de réversion au retour des accidents typhoïdes quelle que soit l'époque de leur réapparition. »

Cependant, dès ce moment, Chomel avait déjà donné de bonnes définitions : La rechute est « la réapparition d'une maladie qui vient de se *terminer* et dont *la convalescence n'est pas encore achevée ;* » définition analogue à celle de Bouchut : « La convalescence est quelquefois interrompue par des accidents morbides semblables à ceux qui avaient cessé ; cette réapparition d'une maladie incomplètement terminée constitue ce qu'on appelle une rechute. Ce n'est pas un retour du mal, comme on l'a dit improprement, car le retour suppose le départ, et ici, il n'y a qu'une manifestation nouvelle d'accidents morbides à leur déclin. La récidive est au contraire le retour de la maladie chez un sujet en parfaite santé. »

Constantin Paul et Lorrain provoquent en 1869 une discussion mémorable à la Société médicale des hôpitaux, et tandis que Lorrain rejette le terme de rechute comme non scientifique, C. Paul « conserve aux mots de rechute et récidive le nom que leur a donné la tradition ;... ce sont deux nouvelles évolutions de la maladie avec cette différence que le mot rechute indique la reproduction d'une partie de l'évolution de la maladie, tandis que le mot récidive s'applique à une nouvelle évolution intégrale, complète, de la maladie tout entière, depuis son début jusqu'à sa terminaison ». Nous n'avons pu retrouver la tradition que C. Paul invoque pour donner une telle définition de la rechute, et cette conception a été combattue par tous les auteurs qui lui ont succédé.

Guyard, en 1876, met définitivement la question au point : « Après la terminaison d'une affection plus ou moins grave, on peut assister à la reproduction du même ensemble symptomatique. Lorsque cette reproduction se fait pendant la convalescence même de l'état morbide, elle constitue une rechute; si elle se fait longtemps après la guérison complète, définitive, quand a convalescence est terminée, il y a récidive de la maladie. » — « Dans les fièvres typhoïdes à recrudescence, il n'y a pas établissement réel de la convalescence après une première poussée ; il ne se produit qu'une amélioration passagère ; — dans la rechute, au contraire, la convalescence est établie depuis quelques jours, 7-8-13 et plus. Dans la première la température se relève avant d'être arrivée à la normale ; dans la rechute au contraire elle ne se relèvera qu'après être restée normale plusieurs jours ; dans le cas de fièvre à recrudescence, les deux phases du processus se succèdent sans intervalle d'apyrexie complète ; la recrudescence arrive au moment où la période de déclin n'était que commencée... ; dans la fièvre typhoïde à rechutes, nous observons les mêmes modifications fébriles, les mêmes modifications symptomatiques, le seul caractère différent qu'ils présentent est un intervalle d'apyrexie complète, de convalescence plus ou moins longue entre les deux processus t[illegible]hiques. »

Dans une intéressante leçon clinique, Raynaud, à la même époque, schématisait ainsi la différenciation entre recrudescence et rechute. 2 propositions essentielles : 1° la rechute survient pendant la convalescence ; 2° la convalescence n'est pas terminée quand survient la rechute.

La définition des termes nous paraissait définitive quand, en 1882, Cadet de Gassicourt rouvre la discussion ; il cite d'abord les définitions du dictionnaire de Littré :

Récidive : « C'est la réapparition d'une maladie après le rétablissement complet de la santé au bout d'un laps de temps indéfini, qui souvent se compte par années.

Rechute : « C'est la réapparition d'une maladie pendant ou peu après la convalescence quand celle-ci est mal dirigée ou abandonnée au hasard » ; puis Cadet de Gassicourt, étudiant les courbes thermiques, décrit une forme de typhoïde prolongée où il distingue deux variétés : une forme lente, *continue*, et une forme lente ou prolongée à *dépression moyenne* et dont les tracés 83 et 84 sont des exemples avec une dépression moyenne de 6 jours pleins dans le tracé 83, de 8 jours dans le tracé 81. Où classer cette courbe ? Dans la catégorie des fièvres typhoïdes à rechute ou dans celle des fièvres typhoïdes à recrudescence ? Car on ne peut admettre l'existence d'une troisième classe de courbes caractérisées par cette dépression moyenne, classe de transition entre la recrudescence et la rechute.

Meunier a également vu combien la définition de la rechute était difficile, car « on pourrait établir une série d'observations où l'on trouverait toutes les dates de transition entre les recrudescences et les rechutes; la rémission intercalaire est quelquefois si prononcée et en même temps si courte que l'on hésite à la qualification à donner ». Et Jaccoud, en une leçon clinique, disait : « Entre les rechutes et les recrudescences la limite ne saurait être rigoureuse. »

Pour nous, dans ce travail, nous nous en tiendrons aux définitions de Hutinel, reprises par Devic. « La recrudescence est une surélévation de la température qui se produit ordinairement pendant la période de défervescence, dure plusieurs jours et s'accompagne toujours d'une aggravation relative de symptômes typhiques. Entre la première et la seconde phase de la maladie, il n'y a jamais eu apyrexie continue; jamais, en un mot, la convalescence n'a commencé lorsque la température remonte. » Dans « la rechute, au contraire, après une première phase dans laquelle la fièvre typhoïde évolue régulièrement, il se produit une apyrexie de plusieurs jours de durée... » « La récidive est la reproduction d'une fièvre typhoïde au milieu d'une santé parfaite, alors que le sujet est totalement guéri de la première atteinte. »

Ces définitions n'ont qu'une valeur clinique, et temporaire; nous concevons l'existence de définitions rigoureuses et scientifiques, la rechute étant due à l'infection par le bacille d'Eberth de la première atteinte, la récidive due au contraire à une infection par une nouvelle race de bacilles d'Eberth; mais les procédés de laboratoire ne nous permettent pas encore cette différenciation.

Nous admettons avec la majorité des auteurs actuels qu'au delà des trente jours d'apyrexie il ne s'agit plus de rechute, mais de récidive; une nouvelle évolution du syndrome typhique débutant le 29e jour après la défervescence sera donc une rechute ; elle sera une récidive, si elle survient le 31e jour de la défervescence. On voit tout l'arbitraire de nos définitions.

Nous verrons plus tard, lors de l'étude de la courbe de la rechute à laquelle on doit rattacher la période d'apyrexie intercalaire, combien arbitraire encore sera notre délimitation entre rechute et recrudescence.

V. — LA COURBE THERMIQUE. — ANALYSE

Meunier, Hutinel, Jaccoud, Devic, tels sont les noms à retenir quand on aborde l'étude détaillée de la courbe thermique de la rechute de la fièvre typhoïde. Dans ce premier chapitre nous n'aurons en vue que les cas de fièvre typhoïde ayant présenté une seule rechute, réservant les observations à rechutes multiples pour une étude d'ensemble, faisant dès maintenant remarquer que chaque cycle d'une courbe à rechutes multiples pris isolément présente les mêmes caractéristiques que la courbe de la rechute unique.

Avec les auteurs qui nous ont précédé nous distinguerons quatre périodes dans l'évolution thermique d'une rechute de fièvre typhoïde :

Une période intercalaire entre les deux périodes pyrétiques, période de convalescence pour la première atteinte, période d'incubation pour la rechute ;

Puis la courbe thermique proprement dite de la rechute où l'on peut chercher à reconnaître l'évolution normale d'une fièvre typhoïde en :

Une période d'oscillations ascendantes ;

Une période de fièvre en plateau

Une période d'oscillations descendantes.

Cette étude des différents articles de la courbe, pour intéressante qu'elle soit, n'est pas suffisante — et c'est à peu près la seule qui ait été faite jusqu'à ce jour — et doit être complétée par une étude de l'ensemble de la courbe, par la recherche des types de réaction : réaction normale, réaction atténuée, réaction activée. L'étude de ces types fera l'objet d'un second chapitre.

§ I. — La période d'apyrexie.

C'est le temps qui s'écoule entre l'établissement apparent de la convalescence et le début de l'ascension thermique de la rechute ; d'après la définition de Hutinel, pour qu'il y ait rechute « il est indispensable que la convalescence ait commencé, c'est-à-dire que la température ait oscillé matin et soir, pendant deux jours au moins, au voisinage de 37° ». Cette définition de la convalescence est analogue à celle proposée dès 1868 par Wunderlich. « La pleine et entière convalescence de la fièvre typhoïde n'est admissible que quand la température présente le soir une apyrexie complète... et l'on ne peut la considérer comme définitive que si les températures basses se sont maintenues pendant au moins 2 jours de suite ; souvent la température y est même un peu plus basse qu'à l'état normal ; on constatera le matin 36° à 36°5, le soir moins de 37°. » Nous nous en tiendrons à cette conception de la convalescence de la fièvre typhoïde, sans toutefois délaisser les symptômes autres qui pourraient confirmer un diagnostic hésitant, tels le syndrôme urinaire, les modifications de l'état général. Devic, dans sa remarquable thèse, s'est attaché à une critique sévère des termes de la définition, et notamment du mot apyrexie. Nous sommes obligé d'admettre avec lui que notre définition est un peu étroite et élimine nombre d'observations qui, au premier abord, paraissent être des courbes de rechute ; ce sont ces observations où l'état général est bon, où le malade a cessé de maigrir, où la rate diminue, où les phénomènes pulmonaires ont disparu ; bref ce sont ces cas où le malade paraît convalescent, mais le thermomètre indique le soir une élévation anormale de la température, ou bien la température oscille, matin et soir, autour de 38°. Devic, comme conclusion de son étude critique, émettait les propositions suivantes : « Pour qu'on puisse dire d'un typhique qu'il a eu une rechute, il suffit et il est nécessaire qu'on ait constaté, à une période quelconque de sa maladie, la succession des phénomènes suivants :

« 1° Un abaissement graduel de la température accompagné d'un amendement de symptômes, abaissement amenant ordinairement la courbe plus ou moins près de la normale;

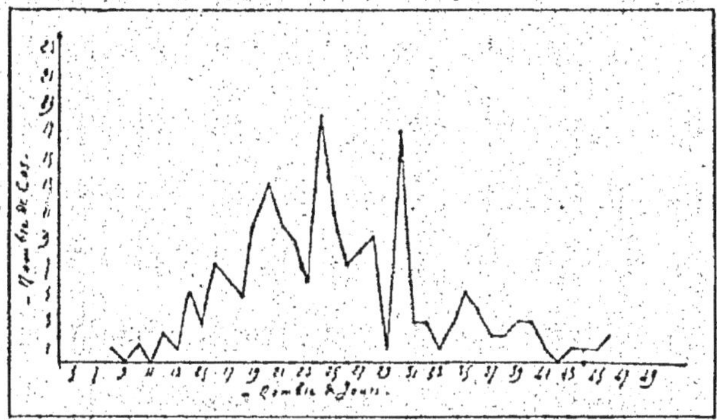

Fig. 1. — Durée de la première atteinte de fièvre typhoïde suivie de rechute.

« 2° Une période intercalaire pendant laquelle la température se maintient dans les environs du niveau où l'abaissement l'a amené, période de durée très variable où le malade peut paraître convalescent, mais ne l'est jamais;

« 3° Une réascension plus ou moins brusque de la température avec recrudescence des symptômes, constituant la rechute proprement dite. »

Hutinel après Wunderlich a indiqué comme minimum de la durée de la période d'apyrexie intercalaire « au moins deux jours de suite ». Cependant avec Jaccoud, Devic, Potain et quelques autres auteurs, nous admettrons des rechutes qui ne seront séparées de la courbe de la première atteinte que par un seul jour d'apyrexie, ce seront des « rechutes subintrantes » selon l'expression de Jaccoud, mais nous jugeons une condition nécessaire, c'est que la température des jours précédents ait été caractérisée par une descente graduelle, régulière, de la température à 37°.

C'est là le minimum d'apyrexie que l'on puisse admettre, car si, à l'exemple de Devic, on admet une apyrexie non pas absolue, mais relative, on ne peut plus différencier nettement la rechute de la recrudescence, « surélévation de la température qui se produit ordinairement pendant la période de défervescence, dure plusieurs jours et s'accompagne toujours d'une aggravation des symptômes typhoïdes ; il n'y a jamais apyrexie continue, jamais la convalescence n'a commencé quand la température remonte ».

Une étude précise des courbes de fièvre typhoïde montre d'une façon évidente qu'entre une courbe appelée « fièvre continue à dépression moyenne » par Cadet de Gassicourt, une rechute avec « apyrexie relative » de Devic et la rechute telle que nous la concevons, il n'y a qu'une question de nuances, mais pour classer les faits on est obligé de les grouper en des cadres rigides, quelque peu arbitraires, cadres qu'il faut respecter malgré leurs défauts.

L'apyrexie, au lieu d'être continue, normale, peut cependant être anormale dans la période intercalaire, sans que pour cela nous rejetions les observations qui présentent ces irrégularités de la courbe thermique; par exemple : température se maintenant en plateau à 37° 2, puis à 37°, obs. I. ; à 36° 9, obs. X, observations III et XXX de Devic; un type de température inverse, oscillant entre 37° 5 le matin et 37° le soir, quoique anormal, sera pour nous un type d'apyrexie admissible. Nous admettons de même qu'une légère élévation de température vienne interrompre une ou plusieurs fois la durée de la période d'apyrexie; nous arrivons donc à admettre, en partie au moins, les types de Devic au nombre de 5 :

1° Apyrexie absolue pendant toute la durée avec températures régulières et normales;

2° Apyrexie absolue avec températures irrégulières et anormales;

3° Apyrexie pendant toute la durée, sauf une ou deux températures au-dessus de 38°;

4° Pas d'apyrexie continue, absolue; quelques-unes où la plupart des températures vespérales sont supérieures à 38°; en outre les températures sont bien irrégulières;

5° Il n'y a pas d'apyrexie absolue; toutes les températures de soir sont supérieures à 38°, mais la tracé offre plus de régularité que le type précédent.

Parmi les observations du type 4, il en est qui à notre avis peuvent être admises dans le groupe des rechutes; mais celles du type 5 (observations LXV-XXV de Devic) sont à notre avis des recrudescences.

De même, parmi les observations non classées parmi les cinq types précédents, et que Devic classe parmi les rechutes grâce à la notion de dépression moyenne de Cadet de Gassicourt, nous aurons à éliminer les observations : IV, V, XIV, XVIII, XIX, XXI, XXII de Devic.

En résumé, la période d'apyrexie durera de 1 à 30 jours, et l'apyrexie sera régulière ou irrégulière.

Dans nos observations nous avons relevé :

2 jours :	observation........	XII
3 jours :	—	IX
5 jours :	—	I
6 jours :	—	IV-II-VII-XIV
7 jours :	—	VI-XI
8 jours :	—	V-III
9 jours :	—	X
12 jours :	—	VIII
14 jours :	—	XIII

La plus grande fréquence serait donc de 6 jours et les extrêmes 1 jour et 13 jours.

Les auteurs ont successivement indiqué des chiffres se rapprochant des nôtres; l'étude des tableaux statistiques que nous publions et de la courbe II permettent de se faire une idée exacte de la durée de cette période.

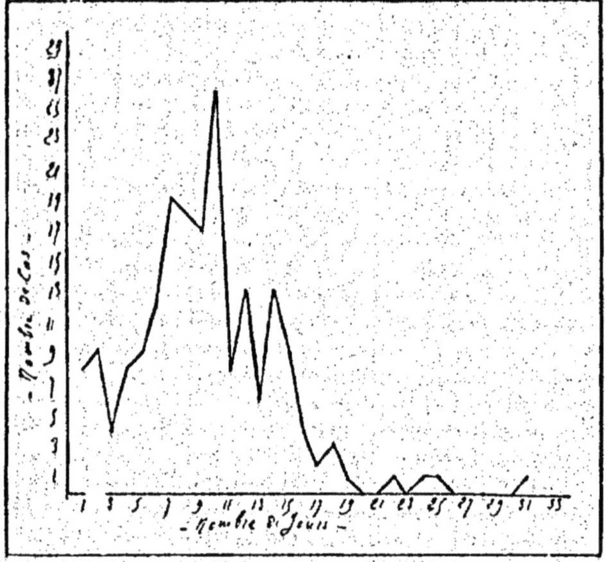

Fig. 2. — Durée de la période d'apyrexie entre la fièvre typhoïde et sa rechute.

§ II. — Début. — Période des oscillations ascendantes.

Les auteurs qui ont étudié la courbe de température de la rechute de la fièvre typhoïde sont unanimes à signaler que le début est en général brusque, souvent en coïncidence avec un écart de régime et accompagné de vomissements, de frissons.

Ce début brusque est en effet la règle, et ce fait est important à constater, car il rapproche la rechute des réactions allergiques brutales, chez les animaux ou les individus sensibilisés soit par une première injection de sérum, soit par une première vaccination, comme nous l'avons exposé dans notre chapitre III.

Cette notion de début brusque de la rechute de la fièvre typhoïde, bien qu'admise par presque tous les auteurs, n'est cependant pas la seule, et Serres, en 1874, dans sa thèse, insistait en ces termes sur le mode de début de l'élévation thermique : « La marche de la température est un symptôme dont la valeur est considérable. Cette marche est caractéristique... l'ascension n'est pas brusque, elle est graduelle et constante, c'est-à-dire que, malgré la rémission du matin, la chaleur du jour dépasse d'une quantité notable celle des jours précédents ; la température s'élève en général de un degré et demi par jour. » Et pour Serres c'est là le mode type, presque l'unique mode de début. Cette idée discordante n'a pas été suivie par les auteurs, qui, après lui, ont étudié la courbe thermique de la rechute de la fièvre typhoïde ; et Raynaud, en 1876, dans ses leçons cliniques, déduit : « La rechute est la répétition de la première atteinte ; la température remonte à 38°5, 39°5, 40° ; elle atteint d'ordinaire ce niveau en très peu de temps, par des oscillations graduelles, mais rapides, en 3, 4 jours au plus, souvent même d'emblée. » Et la même année Guyard notait : « Brusquement au cours de la convalescence on voit la température s'élever en 24, 36 ou 48 heures, tantôt d'un seul coup, tantôt par des oscillations ascendantes, rapides à 40°, 41°. » Et un peu plus loin le même auteur note « parfois élévation graduelle sans rémission matinale ». C'est la seule fois que nous ayons trouvé noté ce mode qui nous a paru assez fréquent pour que nous y insistions. Plus tard, Meunier reparle du début rapide, avec « température très haute », « il est très rare qu'elle ne dépasse pas 39° le troisième jour », dit-il.

Hutinel, dans sa thèse d'agrégation, distingue quatre modes de début ; nous le citons :

1° La température s'élève d'emblée à son maximum; le matin elle était à 37° ; le soir elle atteint 39° ou même 40° ;

2° Le thermomètre monte rapidement, mais en échelons; en *deux* ou *trois* zig-zags le maximum est atteint après 36 ou 48 heures. Ainsi, dans une observation de M. Bucquoy, la température, stationnaire à 37°, s'élève brusquement à 39° le soir, redescend à 38° le lendemain matin et atteint le soir même 40° ;

3° L'ascension peut être lente, se faire *comme dans la première atteinte* par oscillations ascendantes. Le maximum n'est alors atteint que vers le cinquième ou le septième jour... ;

4° On a observé un quatrième mode de début. Dans 2 cas de rechute de fièvre typhoïde, M. Battle crut être en présence d'un accès intermittent, la rechute ayant débuté par un frisson violent et prolongé et par une ascension brusque de la température de 38° à 40° 2, bientôt suivie de chaleur et de sueurs.

« Ces faits paraissent être rares », ajoute M. Hutinel. Nous n'en avons pas trouvé d'exemple dans les courbes thermiques nombreuses que nous avons étudiées, ni dans les observations publiées sans courbes thermiques.

Les trois premiers types de M. Hutinel répondent à une réalité et nous arriverons aux mêmes constatations que lui ; mais à côté des types cliniques qu'il a décrits, il nous semble qu'il convient d'isoler un nouveau type ainsi caractérisé : la température s'élève brusquement, atteint son maximum en 36,48 heures, quelquefois plus, mais sans aucune rémission, la température du matin plus élevée que celle du soir, la température du second soir plus élevée que celle du matin.

C'est la fréquence de ce type à ascension continue qui nous incite à l'individualiser. Ce nouveau type est à intercaler entre les types I et II de Hutinel.

Si nous étudions à ce point de vue nos tracés thermiques de rechutes, nous pouvons les classer comme suit :

Type I. — Observation personnelle : III.
Cadet de Gassicourt, tracés 48-85.
Lorain, obs. XLIII.
Devic, obs. XI, XXX.

Type II. — Observations personnelles : V, XI, XII, XIV.
Lorrain, obs. XLIV.
Deroche, obs. II.
Meunier, obs. XI, XV.
Devic, obs. XI, XXIV, XXVI, XXIX, XXXII,
Comby et Zielinski.

Type III. — (Ancien type II de Hutinel.)
Observations personnelles : II, XIII.
Wunderlich, Pl II, f. 4.
Meunier, obs. XIII.
Devic, obs. II, VIII, XII.

Type IV (ancien type III de Hutinel). — Observations personnelles : I, IV, VI, VII, VIII, IX, X.
Deroche, obs. I.
Licht, obs. XXI, XXV
Jaccoud, obs. VIII.
Devic, obs. III, VI, XV, XXIII, XXXI.
Pratique des maladies des enfants, fig. 102, t. II, p. 469.

A côté des observations faciles à classer il en est quelques-unes rares, qu'il est difficile de faire entrer dans une de nos classes; telle l'observation XXVI de Licht, qui, d'abord pendant 3 jours, présente une ascension continue, puis une rémission de 39° matin à 38° 4 soir (remarquer ce type inverse) ; le lendemain matin la température remonte à 38° 6, le soir à 39° nouvelle rémission à 38° 8 enfin ascension brusque le 5e jour au soir à 40° 2. Ces courbes irrégulières sont en réalité très rares.

D'après Meunier, la période d'ascension dure de un à trois jours ; en réalité elle peut atteindre de 5, 6 ou même 7 jours; mais la moyenne de la durée est 2 à 3 jours ; nos observations personnelles donnent la statistique suivante :

Jour du maximum thermique.	Nos des observations.
1er..........	III.
2e...........	V, XI, XIV.
3e...........	II, VI, VII, VIII, IX, XII, XIII.
4e...........	I, IV.

§ III. — Période d'état.

Les documents précis sur les caractères de cette période d'état manquent, en dehors des considérations sur sa durée. Quelques auteurs notent son irrégularité ; Hutinel, le seul qui l'ait étudiée avec quelques détails, est encore très bref ; d'après lui la température se présente sous divers types : « 1° On observe parfois, pendant plusieurs jours, des oscillations régulières, comme dans la période d'état d'une fièvre typhoïde simple ; c'est là une marche assez rare ; 2° le plus ordinairement toute cette période est marquée par des oscillations fort irrégulières dans lesquelles il y a, entre le soir et le matin, entre un jour et le jour suivant, des écarts de un degré et demi et deux degrés (*type rémittent irrégulier*)... Quelquefois on observe un type *rémittent régulier*. »

Nous avons essayé de pousser plus avant l'analyse des périodes d'état, et, nous devons l'avouer, nous n'avons guère été plus heureux que nos devanciers; on est dérouté par l'irrégularité de la courbe thermique à ce stade.

Avec Hutinel on peut distinguer un type caractérisé par une légère rémission matinale, qui est pour ainsi dire le décalque d'une période d'état de fièvre typhoïde normale.

Nos observations I, VI, VII, IX, XIV, l'observation de Comby et Zielinski en sont des exemples. Le plus souvent la température présente un type rémittent irrégulier et les grandes oscillations de 1 à 2 degrés du matin au soir sont assez fréquentes; souvent le type rémittent est interrompu par un court plateau où la température reste constante pendant 36-48 heures.

Nous signalerons un fait qui nous a paru assez fréquent dans nos observations tout au moins; c'est l'existence d'une dépression brusque, le 2e ou le 3e jour de la période d'état, pouvant dès l'abord faire songer à une défervescence brusque, démentie par la suite de l'évolution morbide. Telle est la dépression du 30e jour de l'observation XI, du 35e jour de l'observation VI, du 55e jour de l'observation I, les dépressions ayant duré 2 jours, les 32e et 33e jours dans l'observation II, les 38e, 39e et 40e jours dans l'observation III.

Parfois la dépression se renouvelle au début et à la fin de la période d'état, le 54e et le 58e jour de l'observation X, le 55e et le 57e jour de l'observation I.

Nous avons retrouvé de pareilles dépressions dans l'observation 85 de Cadet de Gassicourt, XXIV de Licht, II de Deroche, XI de Meunier, XLIV de Lorrain, XXIII et XXX de Dovie.

La durée de cette période d'état? Elle est variable, de 3 à 12 jours le plus souvent.

Nous n'insisterons pas sur la durée de cette période qui peut être à peu près nulle; cette question aura sa solution dans le chapitre suivant.

§ IV. — La Défervescence.

La courbe de cette période est caractérisée pour la majorité des auteurs par une série de grandes oscillations descendantes et la seule différence notée consiste dans le nombre de ces oscillations, donc dans la durée de cette période; le nombre de ces oscillations est en général petit, si bien que la température revient à la normale en 48 h.; trois ou quatre jours. Devic remarque avec justesse que la période de défervescence est en général plus longue que la période d'ascension thermique, fait déjà mis en lumière par Meunier, qui résumait ainsi l'évolution d'une rechute de la fièvre typhoïde :

période d'ascension 1 à 3 jours;
période d'état 3 à 12 jours;
période de défervescence 5 à 7 jours.

Cependant Devic et Meunier signalent des observations où la chute thermique est brusque en 24 heures,36 ou 48 heures. Ce n'est qu'exceptionnellement qu'on a noté une chute ou lysis, et en résumé on trouve le plus souvent « des abaissements de durée et d'intensité variables donnant à la courbe une irrégularité frappante » (Devic). Pour Jaccoud, la défervescence se fait rapidement, c'est-à-dire « comme dans les fièvres bénignes de 15 à 20 jours ».

Pour notre part, nous insisterons sur le mode de défervescences brusques, où la température tombe du maximum thermique à l'apyrexie, par une chute progressive, continue, sans la moindre oscillation, comme dans notre observation XIII, où la température est tombée de 40° 6 à 36° 4, le thermomètre marquant le premier soir 40° 6, puis successivement le matin et le soir 39°9,39°4,39°2,39°1,37°8,37°4, enfin 36°4.

Ce type est de tous points comparable au type II, que nous avons décrit à la période d'ascension thermique, mais il est beaucoup plus rare que ce dernier mode. Nous signalons et insistons sur les tracés présentant cette caractéristique à cause de leur grande valeur dans l'étude des réactions allergiques, car ce sont en général les mêmes courbes qui présentent l'ascension et la défervescence brusques, et l'on a en définitive une réaction extrêmement brutale, mais remarquable par sa courte durée.

Si nous étudions la période de défervescence des tracés que nous avons sous les yeux, nous pouvons les classer ainsi :

TYPE I. — Défervescence du type de défervescence des fièvres typhoïdes bénignes de Wunderlich.

Observations personnelles: I, III, V, VI, VII, VIII, IX.

Devic, obs. III, X, XII, XVI, XXIV.

Deroche, obs. I.

Comby et Zielinski.

TYPE II. — Défervescence par grandes oscillations de un à deux degrés, ressemblant à la défervescence des typhoïdes graves de Wunderlich :

Observations personnelles : II, IV, X, XII.

Cadet de Gassicourt : tracés 18-85.

Jaccoud, tracé VII.

Lorain, obs. XLIII, XLIV.

Meunier, obs. XIII.

Wunderlich, obs. pl. II, f. 7.

Licht, obs. XXV, XXVI.

Devic, obs. VIII, XXIII, XXX, XXXI.

TYPE III. — Défervescence progressive continue en deux ou 3 jours ;

Observations personnelles : XI, XIII.

Devic, obs. II, XI.

TYPE IV. — Défervescence brusque en 24 heures (ne différant en réalité du précédent que par sa durée extrêmement brève, aussi n'y a-t-il pas lieu d'insister sur son individualisation).

Devic, obs. XXXII.

§ V. — La Convalescence.

La période d'apyrexie qui suit la défervescence de la rechute de la fièvre typhoïde, ou période de convalescence, peut présenter une température absolument régulière, c'est le cas le plus fréquent ; ou bien présenter de temps en temps une légère et brève élévation thermique comme il en existe souvent pendant la convalescence des fièvres typhoïdes les plus normales : ces accidents thermiques n'ont rien de spécial à la rechute, et nous ne pensons pas qu'il faille y chercher une réaction spécifique à l'infection éberthienne, une dernière manifestion d'une infection qui guérit.

Durant la convalescence de la rechute, on peut voir la courbe thermique revêtir à nouveau les différents caractères d'un tracé de rechute de fièvre typhoïde, avec ou sans autres symptômes associés ; c'est une nouvelle rechute à laquelle s'appliquent toutes les remarques que nous avons faites dans ce chapitre d'analyse. Nous n'étudierons ces rechutes multiples que dans une vue d'ensemble, en un chapitre suivant.

VI. — LA COURBE THERMIQUE. — LES TYPES DE RÉACTION

L'étude analytique de la courbe de la rechute de la fièvre typhoïde, ainsi que nous venons de le voir, a été depuis longtemps poussée très loin par les auteurs qui se sont occupés de la question depuis 1868 jusqu'à nos jours.

Mais lorsqu'il s'agit d'envisager ces mêmes courbes en une vue d'ensemble, la lecture des thèses, des mémoires originaux publiés dans les journaux ou les bulletins des sociétés savantes, ne nous permet pas de nous faire une idée de la forme de ces courbes ; nous connaissons parfaitement les différents modes du début, de défervescence, mais nous ne voyons pas comment ces segments de courbe se raccordent pour constituer en définitive un tracé thermique de rechute de fièvre typhoïde. Le seul fait depuis longtemps établi sans conteste est l'ordinaire courte durée de la rechute. A vrai dire on rencontre cependant çà et là éparses quelques réflexions sur l'allure générale de la courbe thermique de la rechute de la fièvre typhoïde. Wunderlich écrivait en 1868, au chapitre « fièvre typhoïde » de son traité « de la Température dans les Maladies » : « Il est à noter que la marche typique la plus parfaite se rencontre dans les cas de rechute ou de réversion de la maladie. La récidive, dont le début coïncide avec la période apyrétique de la maladie première, présente tous les caractères d'une fièvre typhoïde normale... Ces récidives ont en général, et notamment quand elles succèdent à une affection primitive légère, une marche très normale et le plus souvent favorable, qui la plupart du temps se termine le 21e jour. »

Plus de 20 ans plus tard, en 1883, Meunier décrivait une forme bénigne, « une forme qui représente la marche type de l'évolution régulière de l'empoisonnement typhique » dont la durée totale varie de 11 à 15 jours ; en un mot une « forme abortive » répondant aux caractères que Berheim attribuait à la forme abortive de la fièvre typhoïde « : La fièvre typhoïde abortive a un début brusque, une période d'augment de un à deux jours : une période d'état de 2 à 14 jours, une période de déclin de 24 à 72 heures.... Une température élevée pendant le premier septenaire, matin et soir, n'indique pas toujours une fièvre typhoïde grave et longue ; elle peut s'observer même dans les formes abortives. En résumé : début rapide, fièvre à marche régulière, durée courte, terminaison heureuse. »

Homolle à la même époque distingue deux types de courbes de températures ; l'un répondant à la description de Wunderlich d'une fièvre typhoïde normale bénigne ; — l'autre, type abortif caractérisé par un frisson initial vif, une ascension rapide, une courte durée de la période de fièvre continue ; enfin Homolle signale le type caractérisé par de grandes oscillations de la période d'état et de défervescence, type remarqué par Hutinel lors de l'épidémie de 1882.

En 1887, Deumié décrit sans détails quatre formes : une forme abortive qui évolue en quelques jours ; — une forme d'intensité moyenne, — une forme grave, — et une forme subintrante (Potain).

Voilà résumées les seules indications que nous ayons pu trouver au cours de la lecture des nombreux travaux que nous avons eus entre les mains.

Nous avons alors cherché à définir, à caractériser un certain nombre de types de réactions thermiques de la rechute de la fièvre typhoïde, et des courbes qui, au premier abord, paraissent dissemblables, peuvent en réalité être classées en un certain nombre de groupes; à côté des réactions types caractéristiques de chaque groupe, il y a des observations de transition qui constituent comme autant de traits d'union unissant les types les uns aux autres. La notion classique essentielle est que la rechute de la fièvre typhoïde est une maladie atténuée, l'individu étant en état d'immunité. Le seul fait de l'existence possible de la rechute prouve que cette immunité n'est que relative et l'esprit conçoit fort bien qu'elle peut être nulle; d'où l'existence de rechutes présentant tous les caractères d'une fièvre typhoïde normale. Mais, de même que l'a fort bien remarqué von Pirquet dans l'étude des réactions aux injections de sérum, à la vaccination, de même, si l'individu présente pour le bacille d'Eberth une certaine immunité acquise prouvée par la bénignité et la courte durée des rechutes, il possède de plus une sensibilité plus grande au bacille d'Eberth ou à ces toxines, comme le prouve la brutalité des réactions. Immunisation, sensibilisation coïncident donc chez chaque individu, et de la prédominance de l'un ou de l'autre état dépend la forme de la réaction thermique. La sensibilisation peut l'emporter sur les phénomènes d'immunité, comme l'ont prouvé expérimentalement Krauss et Delanoë chez les animaux, et l'on peut se demander si chez l'homme il ne se présente pas des réactions de sensibilisation, s'il n'existe pas ce que Delanoë a appelé une « anaphylaxie typhique ».

L'étude de ces diverses réactions thermiques chez des individus immunisés ou sensibilisés est ce que nous appelons l'étude de l'allergie typhique de la rechute de la fièvre typhoïde et dès maintenant nous pouvons dire que l'étude clinique de la courbe thermique de la rechute a vérifié les différentes hypothèses que nous venons d'émettre; il est vrai qu'on réalité c'est l'observation clinique qui nous avait conduit à examiner de près les tracés de rechute de la dothiénentérie.

Il y a lieu, dans la rechute de la fièvre typhoïde, de décrire d'une part des réactions atténuées à l'infection typhique dont le caractère primordial est d'être bénignes et de courte durée; d'autre part, des réactions caractérisées par leur gravité, leur évolution vers la mort, beaucoup plus rares que les précédentes.

Nous étudierons successivement ces deux ordres de réaction; ils sont réunis par des observations où la rechute revêt l'allure typique d'une fièvre typhoïde moyenne, évoluant en 21 jours, et dont on ne saurait dire si elles répondent à une sensibilisation ou à une immunisation de l'individu, cet individu réagissant comme un individu témoin atteint pour la première fois de dothiénentérie.

§ 1. — Réactions atténuées.

Nous employons le terme de réaction atténuée, bien qu'il ne soit pas rigoureusement exact; en effet, il ne s'applique pas à la totalité des symptômes, mais sa valeur reste entière si l'on envisage le pronostic; c'est pour cela que nous l'emploierons quand même. La rechute peut être de courte durée, mais présenter au premier abord une symptomatologie alarmante : il y a donc atténuation de la durée et non de l'intensité de la réaction; bien plus, le thermomètre indique souvent une hyperthermie plus grande dans la rechute que dans l'atteinte première, mais, vu la courte durée de cette hyperthermie et le pronostic bénin, il s'agit de réaction atténuée.

Nous avons relevé avec soin le maximum thermique noté dans la première atteinte et dans la rechute de toutes les observations où la température a été indiquée; nous avons trouvé que, dans la rechute, le maximum thermique comparé au maximum thermique de la première atteinte était :

Supérieur : 54 fois.
Egal : 9 fois.
Inférieur : 52 fois.

Notre statistique, établie avec des observations empruntées à de nombreux auteurs, et portant sur un nombre relativement considérable de faits, peut, croyons-nous, être regardée comme répondant à la réalité; nous pouvons donc conclure : Au cours de la rechute de la fièvre typhoïde, la réaction thermique n'est atténuée que dans la moitié des cas. Cette atténuation ne porte d'ailleurs que sur quelques dixièmes de degré en général; l'exagération de l'hyperthermie est du même ordre de grandeur : en effet les écarts de température entre la première atteinte et la rechute ne dépassent pas 1°4, dans nos tableaux (obs. 52, tableau II) et, si l'on se reporte à l'observation (obs. 7 de Licht), on constate que le malade est entré au 15e jour de sa maladie; il était donc peut-être au début de la période de déclin quand on a commencé à noter régulièrement la température. Cette remarque, il faut en tenir compte, chaque fois qu'il est indiqué un grand écart entre la température de la première atteinte et celle de la rechute.

Les mêmes tableaux statistiques vont nous montrer quel est l'ordre de grandeur exacte de l'atténuation dans le temps; nous pourrions citer les chiffres des moyennes établies par ceux qui nous ont précédé, mais la statistique la plus longue porte sur 50 cas : elle est de Murchinson. Nous n'additionnerons pas la durée de toutes les observations afin de trouver une moyenne mathématique : le chiffre ainsi obtenu peut approcher de la réalité quand la statistique porte sur de nombreux cas, mais il nous a paru beaucoup plus intéressant et scientifique de relever la durée de chaque rechute et de connaître ainsi quels sont les temps le plus souvent rencontrés. Une telle recherche donne les résultats suivants, les cas de mort exceptés.

Nombre de jours	Nombre de cas	Nombre de jours	Nombre de cas
3	1	18	11
4	3	19	4
5	2	20	6
6	2	21	0
7	6	22	3
8	7	23	2
9	12	24	4
10	13	25	1
11	10	26	2
12	16	27	0
13	17	28	1
14	27	29	0
15	14	30	2
16	8	31	1
17	6	39	1

On peut traduire ces résultats en une courbe (courbe III) sur laquelle il suffit de jeter un coup d'œil même distrait pour constater que la durée la plus commune d'une rechute de fièvre typhoïde est de 14 jours. Devic avait déjà insisté sur ce caractère septénaire de l'évolution de la rechute de la dothiénentérie.

La rechute de la fièvre typhoïde peut donc se traduire par une réaction atténuée soit dans le temps, soit dans l'intensité ; on peut concevoir aisément le groupement différent de ces deux facteurs, temps et intensité et pratiquement on peut schématiser 3 types :

Atténuation dans le temps et l'intensité ;
Atténuation dans le temps seul ;
Atténuation dans l'intensité seule.

Nous arrivons donc comme conclusion de ce chapitre à distinguer les types suivants :

Type I. — La courbe thermique est une courbe typique de fièvre typhoïde normale, de nature bénigne ; c'est le type dont Wunderlich parlait dès 1866. Il est caractérisé par une période d'oscillations ascendantes avec rémission de 1/2 à 1 degré le matin sur le soir ; — une période d'état avec température en plateau avec légère rémission matinale — une

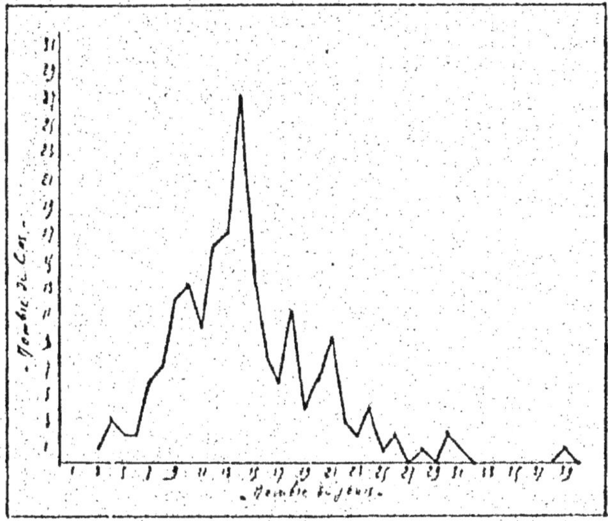

Fig. 3. — Durée de la rechute de la fièvre typhoïde.

période de défervescence par oscillations descendantes comparable aux oscillations de la période d'augment, mais les rémissions matinales sont plus accusées. Le maximum thermique à la période d'état oscille autour de 40°. Ce type est assez rare, dans sa pureté. Souvent il y a quelques irrégularités dans la courbe de température ; notamment il peut y avoir de grandes oscillations pendant toute la période d'état.

A ce type appartiennent nos observations I, II, IV, V ;

les observations de Jaccoud VII; Wunderlich, Pl. II, tr. 7; Meunier, XI ; Devic, XXX, de Comby et Zielinsky.

Type II. — C'est une réduction dans toutes ses dimensions du type précédent; c'en est une véritable réduction photographique. On distingue encore une période d'ascension, une période d'état, une période de défervescence, mais toutes ces périodes sont remarquables par leur courte durée; la température est peu élevée ; donc atténuation dans la durée et l'intensité. Ce sont là les véritables réactions d'immunité. Nos observations VIII et IX sont caractéristiques de ce type. Il faut en rapprocher les observations VI et VII. L'observation X est remarquable par l'amplitude des oscillations thermométriques pendant toute la durée de l'évolution; c'est sur cette caractéristique qu'Hutinel avait insisté pour individualiser un type. A notre avis, c'est une variété que l'on peut faire rentrer dans notre type II.

A ce groupe appartiennent les observations de Licht, XXV, XXVI ; de Devic, VI, XI, III, X, XV et peut-être XXXI ; l'observation avec tracé thermométrique publiée dans la *Pratique des maladies des Enfants.*

Type III. — La rechute est de courte durée, mais les réactions sont vives, du type des réactions vaccinales abortives, réactions intenses, mais brèves, tournant court en peu de jours. Ces courbes sont caractérisées par une ascension brusque de la température, soit continue, soit interrompue par une légère rémission matinale, ne dépassant jamais 72 heures, — une défervescence rapide ayant les mêmes allures; entre ces 2 périodes s'intercale une période d'état avec oscillations minimes, véritable température en plateau, ou interrompue par une ou deux profondes dépressions, comme nous l'avons indiqué dans notre étude analytique ; exceptionnellement on notera de grandes oscillations à la période d'état, comme dans notre observation III. Notre observation XI est de ce type, ainsi que les suivantes : Cadet de Gassicourt : tracés 48 et 85 ; Deroche, obs. II ; Meunier, XIII, XV ; Lorain, XLIII ; Devic XIII, XXIV, XXVI, XXIX.

Que l'on suppose la réduction de plus en plus prononcée de la période d'état, nous avons le type des observations personnelles XII et XXXII de Devic, et la durée de la période d'état tendant vers 0, on finit par avoir une courbe caractérisée par une ligne d'ascension se continuant directement par la ligne de défervescence ; c'est une « température en clocher ». Il est difficile *a priori* de voir dans ces tracés une réaction spécifique à l'infection éberthienne, mais quand on étudie de près les observations, quand on suit comme nous venons de le faire tous les degrés de la réaction de l'individu au cours de la rechute de la fièvre typhoïde, on est convaincu qu'il s'agit bien là de réactions spécifiques. D'ailleurs, avant nous, Meunier (obs. XIII) et Devic (obs. XI-II) ont publié des tracés thermiques présentant les caractéristiques précédentes, et cela sous le nom de rechutes de la fièvre typhoïde.

Type IV. — La rechute de la fièvre typhoïde a une durée longue, pouvant atteindre 21 jours (obs. de Licht, XXIV), mais jamais la température ne s'élève bien haut. C'est un type de réaction rare que cette atténuation de l'intensité avec conservation de la durée normale. Cependant, nous isolons un type répondant à ces caractères, car on ne peut l'assimiler à aucun des groupes précédents, et son existence paraît réelle. Nous n'avons pas d'observation personnelle, mais nous avons trouvé des courbes de ce type dans les observations XXIV de Licht, I de Deroche, XLIV de Lorain, VIII et XXVIII de Devic.

C'est de ce type qu'il conviendrait de rapprocher les observations caractérisées par de grandes oscillations comme notre observation I et l'observation XXXI de Devic.

§ II. — Réactions anaphylactiques.

L'infection éberthienne détermine expérimentalement à la fois l'immunisation et la sensibilisation de l'individu (Delanoë-Krauss). Les phénomènes d'immunité ou de sensibilisation sont cliniquement superposés, et nous avons vu comment, les uns ou les autres devenant dominants, nous avions des réactions de caractère différent ; mais dans tous les cas que nous avons étudiés jusqu'ici, grâce à l'existence d'une immunisation tout au moins partielle, l'allure générale de la maladie et le pronostic sont restés bénins.

Maintenant, au contraire, la sensibilisation paraît exister seule, et d'emblée le clinicien a l'impression de se trouver en présence d'une maladie à évolution grave, voire fatale. L'homme réagit dans ce cas comme le cobaye « anaphylactisé », alors que d'habitude, normalement, il réagit comme les grands animaux à l'infection typhique, par une immunisation progressive.

Les observations de cette catégorie sont extrêmement rares ; — la mort est rare dans la rechute de la fièvre typhoïde et à grand'peine nous avons pu réunir 16 cas de mort ; l'un d'eux, celui de Louis, ne nous est connu que par une citation dans une thèse (obs. II, de Marboux) et nous ne connaissons pas la cause de la mort (1).

Le dépouillement des autres observations nous donne :

Mort par péritonite........................	3
Mort par hémorragie intestinale.........	3
Mort par exagération du syndrome typhique	9

(1) Nous avons éliminé de notre étude 4 obs. publiées par Babinski en 1882 dans le *Journal des Conn. Méd. Prat.* et où la mort est due à la tuberculose, cause vérifiée par les constatations nécropsiques.

De cette statistique il faut, croyons-nous, éliminer les morts par perforation et par hémorragie et nous ne retiendrons que les 9 observations où l'intensité des symptômes ne peut être attribuée à aucune autre cause que l'infection typhique proprement dite. Ces observations sont : notre observation XIV, les observations de : Marboux, III ; Ceppi ; Serres, III ; Meunier, I-VIII ; Licht, IX ; Devic, VII, auxquelles il faut peut-être joindre l'observation de Cabadé.

L'étude de ces observations montre que la première atteinte n'a pas été grave, sauf dans l'observation VIII de Meunier, où la fièvre typhoïde première fut « adynamique grave ». Dans notre observation personnelle XIV, la première atteinte fut également sévère ; si nous consultons le tableau IV on y voit avec évidence que ces formes mortelles de la rechute ne sont pas dues à l'insuffisance de la première atteinte ; nous trouvons au contraire pour la 1re atteinte un nombre de jours supérieur à celui que l'on note ordinairement. La durée en avait souvent été supérieure à la durée d'une fièvre typhoïde normale ; toutes ces constatations militent en faveur de notre conception de la sensibilisation de l'individu.

Peut-on, comme nous l'avons fait précédemment, chercher à caractériser des types de réaction. Peut-être, mais nos observations ne sont pas en assez grand nombre pour nous permettre d'arriver à des conclusions. Le début nous a semblé être toujours un début brusque ; notre observation personnelle, ainsi que l'observation de Devic sont remarquables par l'ampleur des oscillations thermométriques.

La mort est toujours survenue par l'aggravation de l'état adynamique ; chez Serres, III, il y avait des accidents d'escarres sacrés ; chez Licht, IV, ce fut une mort subite au 5e jour de la maladie. Dans l'observation VII de Devic et dans la nôtre, la mort survint tard, respectivement les 18e et 23e jours.

Nous ne pouvons actuellement aboutir qu'à cette conclusion : l'existence de réactions graves, traduisant une sensibilisation de l'organisme à l'infection typhique, analogue à « l'anaphylaxie typhique » expérimentale, réactions qu'avec von Pirquet on peut appeler réactions « hyperergiques ».

VII. — LES RECHUTES MULTIPLES

Nous n'avons pas à faire dans ce chapitre l'étude de chaque cycle fébrile; chacun d'eux pris isolément répond aux descriptions du chapitre précédent et nos conclusions leur sont applicables. Nous n'avons donc à étudier ces rechutes qu'en une vue d'ensemble, à rechercher notamment, comme quelques auteurs l'ont signalé, s'il existe une progression dans l'atténuation des symptômes, si, pour citer un exemple bien connu, une courbe de fièvre typhoïde à rechutes multiples est comparable à une courbe de fièvre récurrente. Les documents relatifs aux rechutes multiples sont rares, et nous n'avons pas trouvé de travail consacré à cette étude ; ce n'est qu'accessoirement qu'il en est parlé après l'étude des rechutes uniques.

C'est dans la thèse de Michel que nous avons trouvé l'indication de la fièvre typhoïde à rechutes multiples la plus ancienne ; c'est l'observation avec 3 rechutes, publiée en 1839 par Stewart ; puis Marboux cite en 1866 l'observation de Jenner publiée en 1832. Nous n'avons pu nous procurer les publications originales de ces deux observations.

En 1876, Raynaud ne connaissait dans la littérature médicale que 5 ou 6 observations de rechutes multiples et il en apportait une nouvelle. Jaccoud a publié dans sa clinique du 23 janvier 1886 deux observations remarquables à trois et cinq rechutes. La même année, Licht publie les observations XXVII, XXVIII, XXIX et XXX, de sa thèse, et Devic en rapporte 9 cas. Mais parmi ces observations de Devic il en est où il s'agit de recrudescences successives, ou de recrudescence suivie de rechute, d'après les définitions que nous avons admises, et qui sont légèrement différentes de celles de Devic. Nous ne retenons que 5 de ces observations. Devic était arrivé à des conclusions qui seront en partie les nôtres; il constatait en effet : « Quand il y a 2 rechutes, ou trois rechutes, la dernière a une durée moindre que la première; le cortège symptomatique est aussi moins imposant. Devic insiste encore sur l'évolution septenaire de ces rechutes multiples; pour lui la durée de la 2e rechute est en moyenne de 8 jours; — la durée de la période intercalaire entre les deux rechutes est en moyenne de 6 jours, et s'il vient à comparer la durée et l'intensité des rechutes, le même auteur remarque que « la température a été plus élevée et plus soutenue tantôt dans la première fièvre, tantôt dans la première rechute, tantôt dans la deuxième rechute, et considérant le maximum thermique de chaque cycle il obtient le classement suivant :

1re Rechute. 2e Rechute. 1re Atteinte, obs. IX-XI.
1re Atteinte. 1re Rechute. 2e Rechute, obs. V-XIX-XXII.
1re Rechute. 1re Atteinte. 2e Rechute, obs. XIII-XX-XXVII.
1re Atteinte. 2e Rechute. 1re Rechute, obs. XVI.

Dans nos lectures, nous avons pu relever 21 cas de fièvre typhoïde à rechutes multiples, qui sont énumérées par ordre chronologique et classées par nombre de rechutes dans notre tableau V.

Il suffit de jeter un rapide coup d'œil sur ce tableau pour constater que tous les faits de fièvre typhoïde à rechutes multiples que nous avons relevés sont de publication ancienne, sauf l'observation de Claisse. Serait-ce que la rechute multiple est plus rare aujourd'hui qu'il y a trente ans? ou jugerait-on ces cas indignes d'être rapportés? Nous ne le croyons pas.

Les travaux modernes ont montré l'existence d'infections paratyphiques autrefois confondues avec la fièvre typhoïde proprement dite, et le caractère clinique primordial de ces infections paratyphiques est justement la fréquence de la rechute ; nous ferions la même remarque pour la fièvre de Malte, « fièvre ondulante », et avec raison à notre avis, il faut douter de l'authenticité de toutes les fièvres typhoïdes à rechutes multiples quand l'hémoculture, le sérodiagnostic n'ont pas été pratiqués.

Ces réserves faites, l'étude de ce tableau V nous conduit aux conclusions suivantes :

1° La première atteinte est presque toujours supérieure en durée à la durée d'une fièvre typhoïde normale d'intensité moyenne ; en effet, on trouve :

2 fois.............	16 jours	3 fois.............	30 jours
2 fois.............	19 —	1 fois.............	33 —
3 fois.............	22 —	1 fois.............	34 —
2 fois.............	25 —	1 fois.............	36 —
1 fois.............	26 —	1 fois.............	38 —
1 fois.............	27 —	1 fois.............	39 —
1 fois.............	28 —		

2° La durée de la première rechute est remarquable par sa longueur, plus longue que lorsqu'il n'y a qu'une seule rechute (se reporter à notre courbe III). En effet, on note les durées suivantes :

Durée de la 1re rechute	Nombre de fois	Durée de la 1re rechute	Nombre de fois
3 jours 1/2	1 fois	18 jours	2 fois
4 —	2 —	20 —	1 —
6 —	1 —	21 —	2 —
8 —	1 —	22 —	1 —
11 —	1 —	23 —	3 —
13 —	2 —	24 —	1 —
14 —	1 —	25 —	1 —
17 —	1 —	26 —	1 —

3° La durée de la deuxième rechute est en moyenne inférieure à celle de la 1re rechute.

Nous relevons en effet les chiffres suivants, facilement comparables aux précédents :

Durée de la 2e rechute	Nombre de fois	Durée de la 2e rechute	Nombre de fois
4 jours	1 fois	16 jours	1 fois
5 —	2 —	17 —	2 —
7 —	4 —	19 —	2 —
10 —	1 —	20 —	1 —
12 —	2 —	21 —	1 —
13 —	1 —	23 —	1 —
14 —	2 —		

Ce qui peut se résumer ainsi :

La durée de la deuxième rechute a été par comparaison avec la durée de la première rechute :

Supérieure :	3 fois
Egale :	1 fois
Inférieure :	15 fois

4° La période d'apyrexie qui sépare les 2 rechutes est en général d'une durée plus longue que la période d'apyrexie qui sépare l'atteinte primitive de la première rechute ; sur notre tableau nous relevons en effet les nombres suivants :

Nombre de fois	Apyrexie entre 1re atteinte et 1re rechute
1 fois	0 jour
2 —	1/2 —
4 —	2 —
3 —	3 —
2 —	4 —
1 —	5 —
2 —	6 —
2 —	8 —
1 —	10 —
1 —	30 —

Nombre de fois	Apyrexie entre les 2 rechutes
1 fois	1 jour
2 —	3 —
1 —	3 1/2 —
2 —	4 1/2 —
2 —	6 —
2 —	7 —
1 —	9 —
1 —	10 —
1 —	11 —
1 —	15 —
2 —	17 —
2 —	18 —
1 —	20 —

En comparant la durée de la première et de la deuxième période d'apyrexie, on note que la deuxième est par rapport à la première :

Supérieure : .... 15 fois
Inférieure : .... 4 fois

Nous pouvons tirer des faits ci-dessus la conclusion générale suivante : dans les fièvres typhoïdes à rechutes multiples, les réactions sont de plus en plus courtes, comme lorsqu'on opère des vaccinations successives.

Il serait très intéressant de comparer l'intensité de la réaction thermique dans les rechutes successives. Malheureusement les observations assez complètes pour satisfaire à cette recherche sont rares, et nous n'avons pu réunir que 7 observations utilisables. On y peut relever les températures suivantes (le n° de l'observation répond au n° de notre tableau V) :

Numéro de l'observation	Maximum thermique de la : 1re atteinte	1re rechute	2e rechute.
2	40°6	40°9	40°5
5	40°8	40°6	40°8
6	39°8	39°9	39°5
7	40°9	39°5	40°2
8	40°5	40°8	40°3
9	39°9	40°8	40°
12	40°	40°4	39°

Les observations 2-5-9 sont du type de rechute III aux 2 rechutes ; — l'observation 8 répond à notre type II dans les 2 rechutes ; — dans l'observation 7, la première rechute est du type II, la deuxième est du type III.

Il est bien difficile de conclure en présence d'un aussi petit nombre de documents ; nous constaterons seulement sans conclure :

Dans les rechutes multiples : la température de la première

rechute comparée à la température de la première atteinte a été :

Supérieure : 5 fois.
Inférieure : 2 fois.

La température de la 2e rechute comparée à celle de la 1re rechute a été :

Supérieure : 2 fois.
Inférieure : 5 fois.

La température de la 2e rechute comparée à celle de la première atteinte a été :

Supérieure : 1 fois.
Égale : 1 fois.
Inférieure : 5 fois.

Il semble donc qu'il y aurait augmentation de l'intensité de la réaction à l'infection typhique, suivie d'une diminution de l'intensité de cette réaction.

Il nous reste à étudier 4 cas de rechute triple et deux cas où il y eut 5 rechutes successives, l'un de Jaccoud, l'autre de Claisse ; sur ces 6 cas la première atteinte n'a été qu'une seule fois inférieure à 21 jours (19 jours dans l'observation VI de Deumié). La durée des rechutes paraît aller en diminuant, mais nous ne pouvons être affirmatif, n'ayant qu'un petit nombre d'observations.

La première rechute a constamment été plus courte que la première atteinte, exception faite de l'observation 20, où la première fièvre fut de 25 jours, et la première rechute de 26 jours.

La deuxième rechute a constamment été plus courte que la première.

La troisième a été plus courte que la seconde, sauf dans les observations 16 et 19.

Dans l'observation 20, les 4e et 5e rechutes sont plus longues que la 3e rechute, mais plus courtes que la fièvre primitive et la première rechute.

Dans l'observation XVII de Devic, les deux premières rechutes sont de notre type II, la 3e est une rechute à grandes oscillations où la température ne dépasse pas 39°4, et il est permis de se demander s'il s'agit là réellement d'une 3e rechute, ou de la prolongation du stade amphibole de la 2e rechute; le texte de l'observation n'a pu nous renseigner.

Dans toutes ces observations à 3 rechutes et dans nos 2 observations à 5 rechutes, on ne peut noter une diminution de l'intensité de la réaction thermique.

En résumé, il y a dans les fièvres typhoïdes à rechutes multiples atténuation progressive de la longueur de la réaction, mais la réaction conserve son intensité ; si nous rappelons que la première atteinte est presque toujours supérieure en durée à une fièvre typhoïde normale, on est obligé de conclure qu'il est difficile de voir dans ces observations des manifestations d'une immunisation insuffisante ; deux facteurs entrent en lutte quand l'individu est infecté par le bacille d'Eberth; l'immunisation et la sensibilisation, et de là vient le mode de réaction différent, l'allergie typhique.

VIII. — OBSERVATIONS

Observation I. — Fièvre typhoïde. Début par phénomènes pulmonaires. Rechute.

P. L..., 23 ans, cartonnière, entre à l'hôpital Cochin dans le service du professeur Widal, baraque neuve n° 2, le 8 décembre 1907.

Antécédents héréditaires. — Père âgé de 50 ans, bien portant. Mère âgée de 47 ans bien portante. — 8 frères et sœurs vivants et bien portants.

Antécédents personnels. — Enfance robuste ; pas de maladie, sauf une rougeole. Réglée à 17 ans, règles régulières, pas de pertes blanches. A 19 ans, première grossesse, à 21 ans deuxième grossesse, suivies d'accouchement à terme. Pendant la 2e grossesse la malade a présenté de l'albuminurie, quiaurait persisté. Les enfants sont tous deux vivants et bien portants.

Histoire de la maladie. — Il y a 3 semaines, la malade dit avoir pris froid au lavoir ; depuis cette époque elle tousse, présente des sueurs nocturnes abondantes, se sent très affaiblie et aurait beaucoup maigri. Pas d'épistaxis, pas de céphalée. Il y a dix jours la malade doit s'aliter, les frissons, la fièvre, les sueurs nocturnes ayant augmenté.

A l'examen, malade amaigrie, au teint pâle extrêmement dyspnéique, 60 respirations à la minute. Expectoration assez abondante constituée par des crachats purulents nummulaires.

L'examen des poumons révèle à la percussion une submatité des 2 sommets en arrière, plus accentuée à droite. A l'auscultation des sommets, en arrière, expiration prolongée, saccadée, craquements humides et dans toute la hauteur du poumon de gros râles humides disséminés. Pas d'égophonie, pas de pectoriloquie.

En avant gros râles muqueux disséminés.

Tube digestif. — L'anorexie est à peu près absolue depuis une semaine ; la malade présente une diarrhée fétide, ocre, pas très abondante.

La langue est blanche, sèche, fissurée ; il y a 3 ulcérations légères de la muqueuse du voile du palais. Le ventre n'est pas ballonné ni douloureux à la pression. Pas de gargouillement dans la fosse iliaque droite. Il existe sur la paroi abdominale, surtout à droite, une éruption d'une vingtaine de taches rosées de diamètre variant de 1 à 4 mm. ne disparaissant pas complètement à la pression. La malade ne peut préciser la date de leur apparition.

Le foie déborde d'un travers de doigt le bord des fausses côtes.

La rate, percutable sur 4 à 5 travers de doigt, ne déborde pas le rebord costal.

Le pouls est rapide, 120, non dicrote.

Les bruits du cœur sont rapides, assourdis, mais réguliers.

Les urines sont peu abondantes, hautes en couleur ; elles contiennent de l'albumine : 7 gr. au tube d'Esbach ; par l'acide azotique apparition de 3 disques superposés d'indican, d'albumine et d'urates.

Diazoréaction = R 3.

Du côté du système nerveux, aucun trouble, la malade se sent très affaiblie, mais elle répond parfaitement à l'interrogatoire.

Sérodiagnostic positif à 1/50.

10 décembre. — Même état pulmonaire R = 56. Mais les râles sibilants ont diminué ; plus d'expectoration.

Le ventre est légèrement ballonné. Tympanisme.

Diarrhée persistante.

Pouls rapide, dicrote 120.

Albuminurie 9 gr. au tube d'Esbach.

La malade est agitée, délire, répond mal aux questions.

12 décembre. — Même état général.

Nombreux râles de bronchite, fins, moins abondants que les jours précédents.

Albuminurie 7 gr.

13 décembre. — Même état.

14 décembre. — Même état général ; la malade est très abattue.

La dyspnée revêt un type inspiratoire. R = 44.

A l'auscultation, gros râles disséminés ; pas de souffle ; aucun signe de foyer.

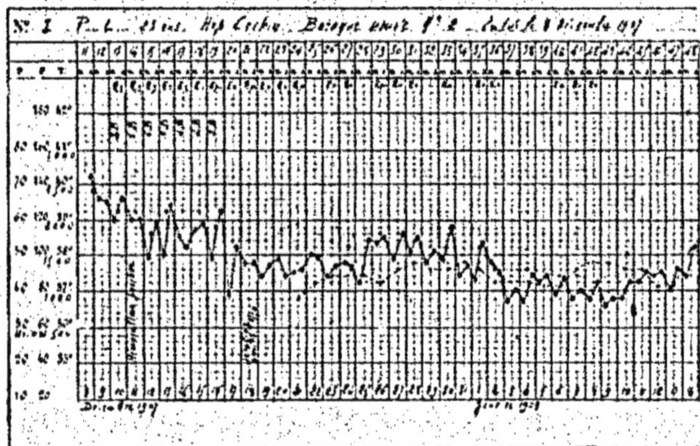

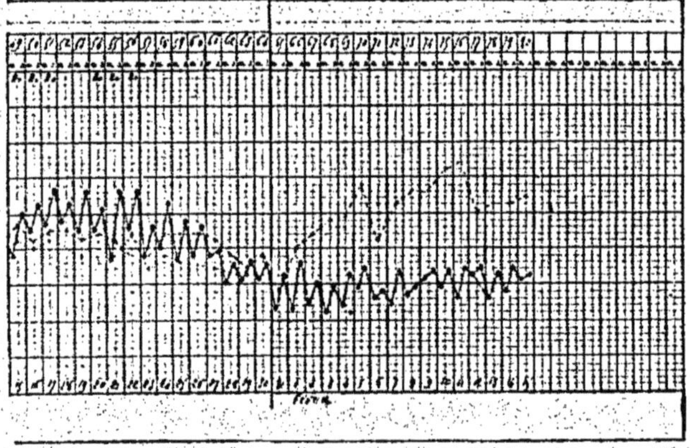

Fig. 4 et 5. — Fièvre typhoïde. Début par phénomènes pulmonaires. Rechute (Obs. I).

La diarrhée persiste. Les taches rosées ont disparu.

Pouls rapide, dicrote = 120.

Albuminurie 7 gr. Diazoréaction = R 3.

16 décembre. — État général meilleur ; le délire et les symptômes d'excitation ont presque complètement disparu.

Dyspnée légère. R = 34. Sibilances et gros râles muqueux disséminés, plus abondants aux sommets et en avant.

Pouls rapide : 120.

Diazoréaction = Rμ.

18 décembre. — Bon état général. Plus de délire.

Quelques râles disséminés, dyspnée légère R = 34.

Diarrhée persistante.

Albuminurie 3 gr. Diazoréaction = Ro.

22 décembre. — Bon état général. La diarrhée a complètement disparu, pas de tympanisme.

Aux poumons, quelques râles disséminés ; aux 2 bases, mais plus accentuée à droite, légère matité, avec sous-crépitants. R = 20.

Pouls : 100.

24 décembre. — Même état.

26 décembre. — Même état général. Légère élévation thermique. Pouls 108. Rien au cœur.

Quelques râles sous-crépitants aux 2 bases.

27 décembre. — Bon état général.

Quelques râles sous-crépitants aux 2 bases, très peu accentués.

Pas d'albumine dans l'urine. Diazoréaction = Ro.

8 janvier 1908. — Très bon état général. Tous les signes pulmonaires ont complètement cessé.

La rate est encore percutable.

Ni albumine, ni sucre dans l'urine. Diazoréaction = Ro.

10 janvier. — Alimentation.

17 janvier. — Depuis le 14, ascension thermique avec accélération parallèle du pouls.

Rate percutable sur 3 travers de doigt.

Rien au cœur. Rien aux poumons.

Albuminurie. Diazoréaction = Ro.

25 janvier. — Chute de la température. Bon état général. Urines. Diazoréaction = Ro.

La malade quitte le service le 15 février.

OBSERVATION II. — **Fièvre typhoïde ataxique. — Rechute bénigne.**

J. C..., âgé de 24 ans, entre à l'hôpital Laennec le 24 juin 1911, salle Damaschino, n° 27. Lors de son entrée il est malade depuis 11 jours. Début brusque par frisson, céphalée, perte de l'appétit, pas d'épistaxis, pas de vomissements, pas de diarrhée.

Le 14 juin 1911, aspect typique de malade atteint de fièvre typhoïde : face vultueuse, œil fixe, adynamie, répond mal aux questions, a été agité et a déliré toute la nuit.

Pas de gargouillement dans la fosse iliaque. Taches rosées lenticulaires nombreuses.

Rate volumineuse, ne débordant pas le rebord costal.

Langue sèche, gencives fuligineuses.

16 juin. — Le malade passe par des périodes successives d'excitation, puis de prostration profonde. Sérodiagnostic positif à 1/100.

22 juin. — Même état général ataxoadynamique. La diarrhée est apparue.

24 juin. — Défervescence rapide de 40°6 à 37°5.

25 juin. — La convalescence paraît définitive ; le malade se sent très bien et demande déjà à manger. Pour la première fois depuis son entrée, on peut depuis 48 heures obtenir des renseignements sur sa vie avant son entrée à l'hôpital.

26 juin. — Hier soir, élévation de température sans cause apparente.

29 juin. — Apyrexie complète.

3 juillet. — Depuis trois jours, élévation sans cause appréciable de la température ; on pense à une rechute.

9 juillet. — Le diagnostic de rechute se précise ; l'adynamie reparaît, mais pas d'agitation nocturne, pas de délire.

13 juillet. — Défervescence définitive avec crise urinaire.

OBSERVATION III. — **Fièvre typhoïde normale, suivie de rechute bénigne.**

S. A..., 18 ans, entré à l'hôpital Laennec, salle Cruveilhier, n° 18, le 11 août 1911 ; — il était alors au 13e jour d'une fièvre typhoïde

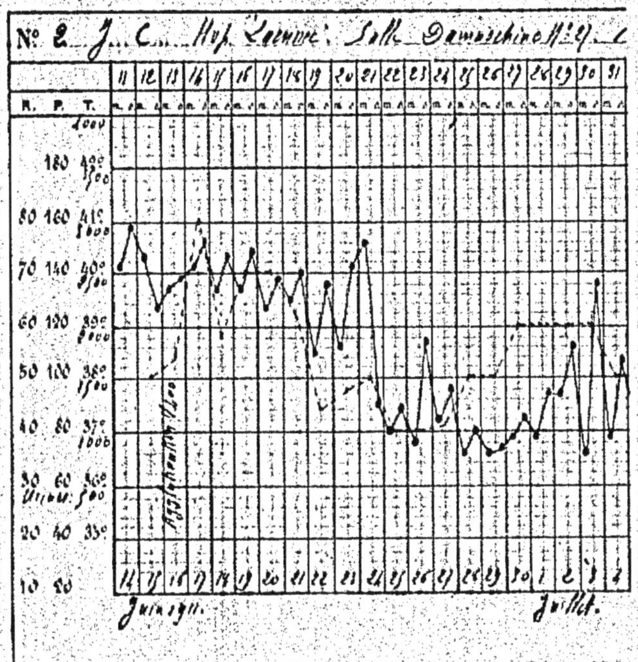

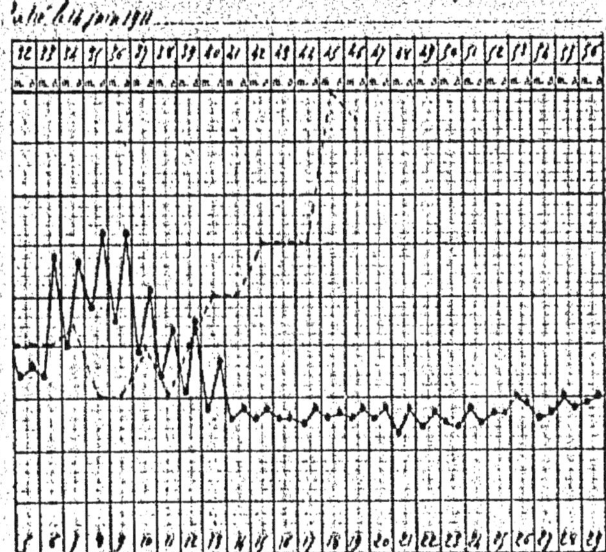

Fig. 6 et 7. — Fièvre typhoïde ataxique, Rechute bénigne (Obs. II).

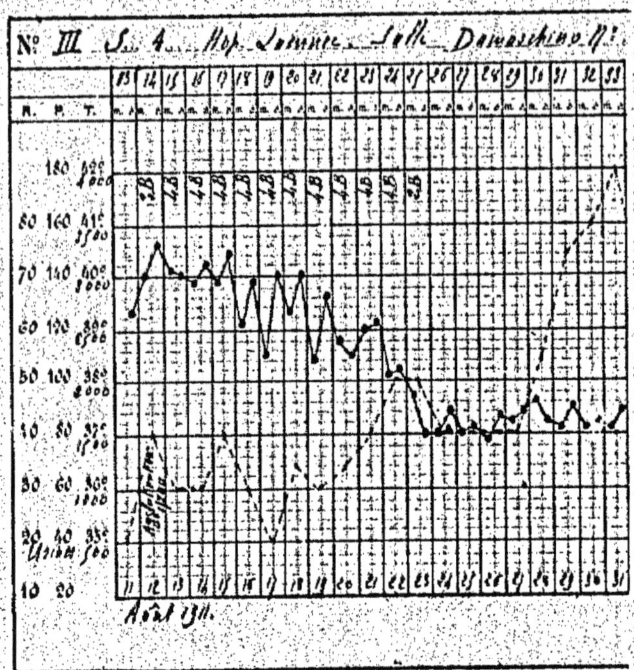

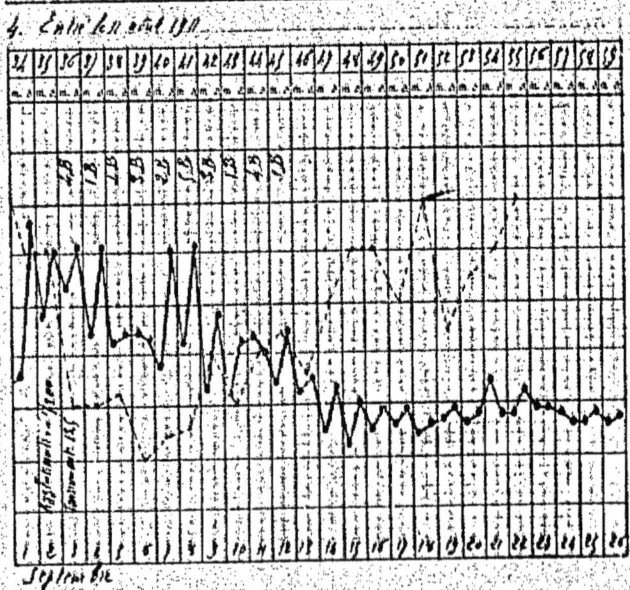

Fig. 8. — Fièvre typhoïde normale, suivie de rechute bénigne (Obs. III)

qui a évolué normalement d'après les renseignements qui nous ont été fournis.

Le malade convalescent est passé salle Damaschino n° 4.

C'est alors que, contre toute attente, la température s'élève le 1er septembre de 37°6 à 40°6, avec frissons, nausées, sans vomissements.

4 septembre. — Depuis 3 jours température élevée ; état général cependant satisfaisant ; langue humide, un peu sale, blanche au centre ; léger abattement. Aucun trouble respiratoire ni digestif.

6 septembre. — Aucun nouveau symptôme : inappétence, pas de diarrhée, rate volumineuse, percutable, léger abattement. Pression artérielle 14 au Potain.

8 septembre. — Diarrhée légère ; 4 selles depuis hier, pas de taches rosées.

16 septembre. — Depuis plusieurs jours, défervescence probablement définitive.

Observation IV. — Fièvre typhoïde chez une garde-malade. Contagion probable. — Rechute.

P...C..., garde-malade âgée de 22 ans, entrée à l'hôpital Cochin, dans le service de M. le professeur Widal, le 7 février 1907, baraque neuve n° 23.

Antécédents personnels. — A onze ans, a eu une mastoïdite opérée. — Réglée à 13 ans, régulièrement. Erysipèle à 21 ans.

Histoire de la maladie. — Du 20 décembre 1906 au 25 janvier 1907, la malade prit une garde auprès d'un typhique ; la maladie semble remonter au 25 janvier ; jusque-là bien portante, la malade ressentit durant la nuit un frisson très prolongé avec claquements de dents, étourdissements. Au réveil la malade se sentit très fatiguée ; ses règles apparurent dans la journée pour disparaître le soir. La malade traîna ainsi durant toute la semaine, éprouvant une grande lassitude, des bourdonnements d'oreille, de l'insomnie très marquée, une constipation opiniâtre. Le lundi 28 janvier, la malade prit sa température, qui atteignit 40°. Etant à ce moment de garde, elle veilla toute la nuit et reprit sa garde le lendemain soir mardi avec 41°7 de température.

Le mercredi 30 janvier la malade se purgea et rendit des malières très fétides. Des douleurs abdominales apparurent le soir si intenses que l'on pensa à une appendicite; des vomissements survinrent avec intolérance gastrique absolue. On prescrivit de l'opium, on mit de la glace sur le ventre.

La constipation persiste jusqu'au mercredi 6 février, ainsi que les vomissements, qui sont devenus verdâtres, amers.

Il y a de la céphalée surtout marquée depuis 10 jours. Actuellement la malade est assez prostrée, mais répond cependant bien aux questions, accusant surtout une grande lassitude et une forte céphalée.

A l'examen de l'abdomen on note la présence de taches rosées, les unes à peine marquées, s'effaçant sous la pression du doigt, les autres plus saillantes, disparaissant incomplètement à la pression.

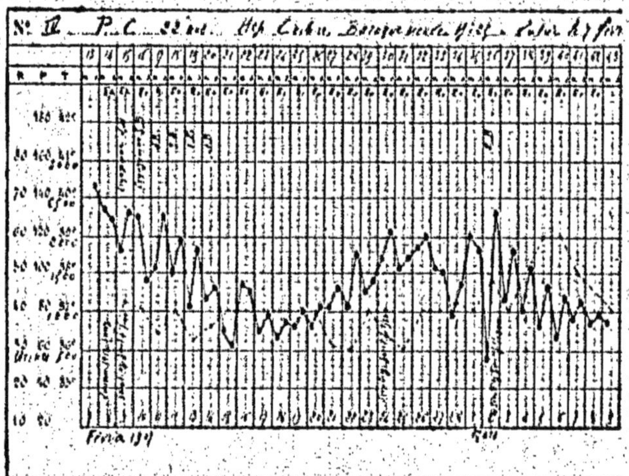

Fig. 9. — Fièvre typhoïde chez une garde-malade, contagion probable. Rechute (Obs. IV).

La fosse iliaque droite, qui était très douloureuse, au point que l'on songea à l'appendicite, est actuellement à peine sensible. Il n'y a pas de gargouillement.

L'appétit est nul; il y a quelques vomissements, la nuit, de liquides verts, amers; la constipation est toujours très marquée, cependant pas de météorisme.

La langue, un peu rouge à la pointe, est blanche au centre.

Le foie est normal.

La rate est percutable sur une hauteur de 4 travers du doigt.

Aux poumons, il n'y a pas de râles.

Le cœur est normal, le 1er bruit un peu vibrant.

L'urine ne contient ni sucre ni albumine ; diazoréaction d'Ehrlich = Rμ.

Le pouls bat à 76. La température est à 38°5.

8 février. — Etat stationnaire. Pouls à 76.

Rien aux poumons, ni au cœur — 2 vomissements pendant la nuit.

Une prise de sang de 10 cmc. est faite dans la veine et ensemencé en bouillon.

Le sérodiagnostic est positif à 1/100.

9 février. — La constipation persiste. Le pouls est à 80, bien frappé.

Diazoréaction = Ro.

10 février. — Constipation persistante ; la malade va à la selle avec un lavement.

12 février. — Encore quelques taches rosées. La constipation persiste ; il n'y a plus de vomissements.

Le pouls est à 76.

13-14 février. — Etat stationnaire. Un peu de torpeur. Pas de vomissements. Constipation.

Pouls à 80.

15 février. — Constipation. Rien aux poumons, ni au cœur. Pouls : 84.

16 février. — Maladie somnolente. Pouls : 96.

Constipation. Diazoréaction = Ro.

18 février. — Bon état général ; la malade demande à manger. Pouls à 84. Diazoréaction = Ro.

Le poumon et le cœur sont normaux.

19-20 février. — La malade se sent bien et demande à manger. Elle s'alimente d'œufs et de lait.

21 février. — La malade souffre un peu du ventre, au pourtour de l'ombilic.

22 février. — La douleur abdominale persiste assez forte ; le ventre est souple, les selles sont normales. Pouls : 82.

23 février. — La malade se plaint de céphalée; la température est remontée. Le pouls bat à 100. Diazoréaction = Ro.

24 février. — La température monte toujours. Pouls à 108.

25 février. — La malade a eu un vomissement à 1 h. du soir, vomissement bilieux. Elle éprouve une douleur assez vive à l'épigastre; il y a un peu de dépense musculaire. La malade va à la selle avec un lavement.

26 février. — La malade accuse toujours de la douleur à l'épigastre; le ventre est souple à la palpation. Pouls : 116. Diazoréaction = Ro.

27 février. — Pouls à 96. Diazoréaction = Ro.

Pas de taches rosées.

28 février. — Chute de la température à 37°. Pouls à 84. Diazoréaction = Ro.

1er mars. — La température est remontée. Pouls = 100.

2 mars. — Il y a quelques taches rosées sur l'abdomen. Pouls = 104.

OBSERVATION V. — Fièvre typhoïde grave, suivie de rechute bénigne. Hémoculture positive le 6e jour de la rechute.

S... entré le 1er février 1905 à l'hôpital Cochin, salle Woillez, n° 3.

Evolution d'une première atteinte de la fièvre typhoïde en 30 jours.

Période de convalescence apparente de 12 jours, suivie d'une rechute ayant duré 16 jours.

L'hémoculture a été positive lors de la première atteinte et au cours de la rechute.

OBSERVATION VI. — Fièvre typhoïde. — Hémoculture positive. — Rechute le 33e jour. — Nouvelle hémoculture positive.

H... M..., âgée de 24 ans, fille de salle, entre à l'hôpital Cochin, service du professeur Widal, baraque neuve n° 20, le 14 septembre 1906.

ANTÉCÉDENTS HÉRÉDITAIRES. — Père décédé d'une maladie de cœur à 62 ans. Mère bien portante. Un frère et deux sœurs bien portants.

Antécédents personnels. — Rougeole à 7 ans. Réglée à 22 ans. Règles irrégulières, douloureuses. A été opérée le 23 janvier 1906

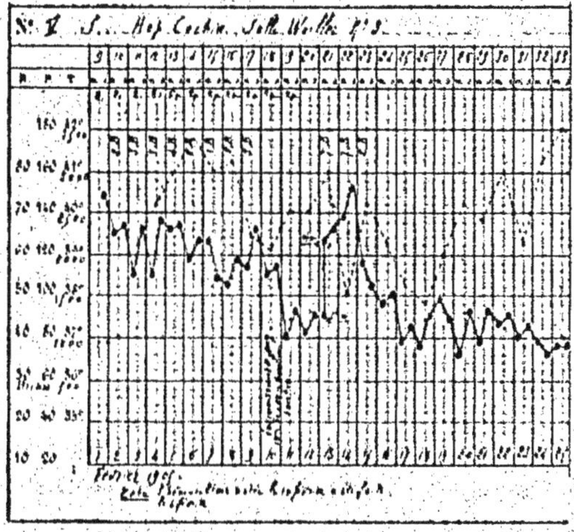

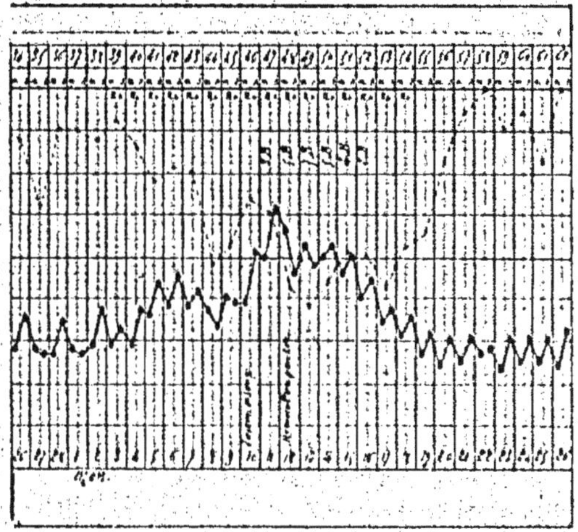

Fig. 10 et 11. — Fièvre typhoïde grave suivie de rechute bénigne (Obs. V).

de salpingite. A été soignée du 0 septembre au 11 septembre 1906 salle Beau, pour ver solitaire.

Histoire de la maladie. — Depuis une quinzaine de jours, la

malade se plaint de perte de l'appétit, de soif très vive, de fatigue le soir, d'agitation nocturne ; depuis 8 jours insommie.

Pas d'épistaxis. Les 12 et 13 septembre sont apparus des vomissements survenant après l'ingestion d'aliments, et un état nauséeux continuel. La malade s'est alitée le 11 septembre.

15 septembre 1906. — Malade très abattue ; prostration profonde, pommettes colorées, regard fixe.

État nauséeux. Langue saburrale, rouge sur les bords et à la pointe. L'abdomen n'est pas ballonné, ni douloureux à la palpation. De nombreuses taches rosées.

Diarrhée depuis 15 jours, en voie de diminution ; actuellement 5 à 6 selles par jour, couleur ocre jaune.

Foie normal, rate peu volumineuse, haute de 2 travers de doigt.

32 respirations à la minute, pas de toux.

Respiration ample, pas de râles, légère submatité aux 2 bases.

Pouls : 108 ; bruits du cœur normaux.

16 septembre. — La langue est sèche, rouge, rôtie. État stationnaire.

17 septembre. — La malade se sent plus abattue ; n'a pas de céphalée.

La langue est sèche, rouge. Un vomissement pendant la nuit. La diarrhée persiste : 3 à 4 selles pendant la nuit. L'abdomen n'est pas sensible ; il n'y pas de gargouillement dans les fosses iliaques.

Foie normal ; rate toujours peu augmentée de volume.

Bruits du cœur normaux ; pouls : 101.

Un peu d'albumine dans l'urine. Diazoréaction = Rμ.

On fait une prise de sang et l'on ensemence 20 cmc. dans un ballon de bouillon.

Sérodiagnostic positif à 1/75.

18 septembre. — La malade est toujours adynamique ; la langue plus sèche, rouge, rôtie.

Pouls à 100.

19 septembre. — Les taches rosées sont de plus en plus nombreuses ; la langue est toujours rouge, mais plus humide (hier soir il a été fait une injection de 200 gr. de sérum physiologique).

La diarrhée a cessé ; la malade a été 2 fois à la selle avec ses lavements. Cette nuit un vomissement de lait.

La rate ne déborde toujours par les fausses côtes.
Respiration forte, pas de râles en avant. R = 32.

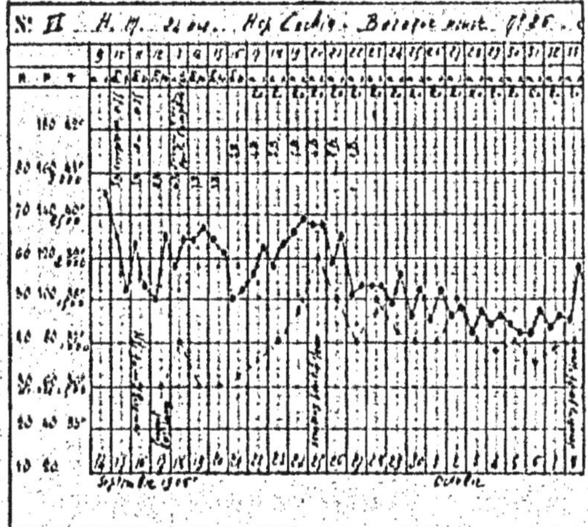

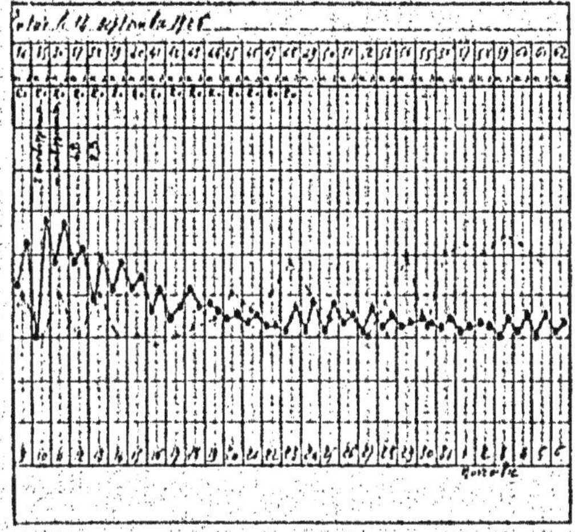

Fig. 12 et 13. — Fièvre typhoïde. Hémoculture positive. Rechute le 33e jour Nouvelle hémoculture positive (Obs. VI).

Pouls à 120, 2e bruit du cœur claqué.
Tension artérielle 14 (au Potain).

Louche d'albumine dans l'urine ; pas de sucre.

Diazoréaction : Rμ.

20 septembre. — Etat typhoïde très marqué ; la langue est rouge, un peu moins sèche. 2 vomissements depuis hier. 3 selles en diarrhée. L'abdomen n'est pas sensible à la pression ; il n'y a pas de gargouillement dans la fosse iliaque droite.

La rate mesure 4 travers de doigt.

Pas de râles à l'auscultation pulmonaire.

Pouls : 116. Bruits du cœur normaux. T = 39°.

Urines : louche d'albumine à l'acide acétique. Diazoréaction = Rμ.

21 septembre. — La diarrhée et les vomissements ont cessé. Traces d'albumine. Diazoréaction = Ro.

Du 21 au 27 septembre. — Aucun phénomène nouveau à signaler. Le 25, sérodiagnostic positif à 1/200. A partir du 27, la défervescence puis l'apyrexie s'établissent, la malade est considérée comme convalescente.

8 octobre 1906. — Elévation brusque de la température à 38°8, sans autre symptôme ; constipation.

La malade avait mangé de petits gâteaux secs.

Les 9-10-11 octobre la température oscille entre 39°9 le soir et 38°9 le matin. On recommence à donner des bains.

Sérodiagnostic positif à 1/150, le 8 octobre.

Diazoréaction d'Ehrlich = 0.

Pas de râles de bronchite, pas de taches rosées.

Etat typhoïde peu marqué. Langue rouge.

On fait un ensemencement de sang, qui est positif.

Le 15 octobre apparaissent des taches rosées.

Diazoréaction = Ro.

Depuis ce jour la température baisse et tend à l'apyrexie, sans tomber cependant jamais au-dessous de 37°.

La malade sort guérie le 24 novembre, partant au Vésinet.

Observation VII. — Fièvre typhoïde avec rechute le 43e jour.

Nous devons cette observation à notre maître, M. le docteur Rist. Il s'agit d'un malade soigné en ville. L'évolution de la fièvre typhoïde avait paru normale.

Il s'est produit une rechute sans gravité à partir du 43e jour de la maladie et ayant évolué pendant 15 jours.

Il y a eu des taches rosées le 10 août, 4e jour de la rechute.

Observation VIII. — Rechute de fièvre typhoïde chez un malade soigné en ville.

G. N..., 16 ans, entrée à l'hôpital Cochin, dans le service de

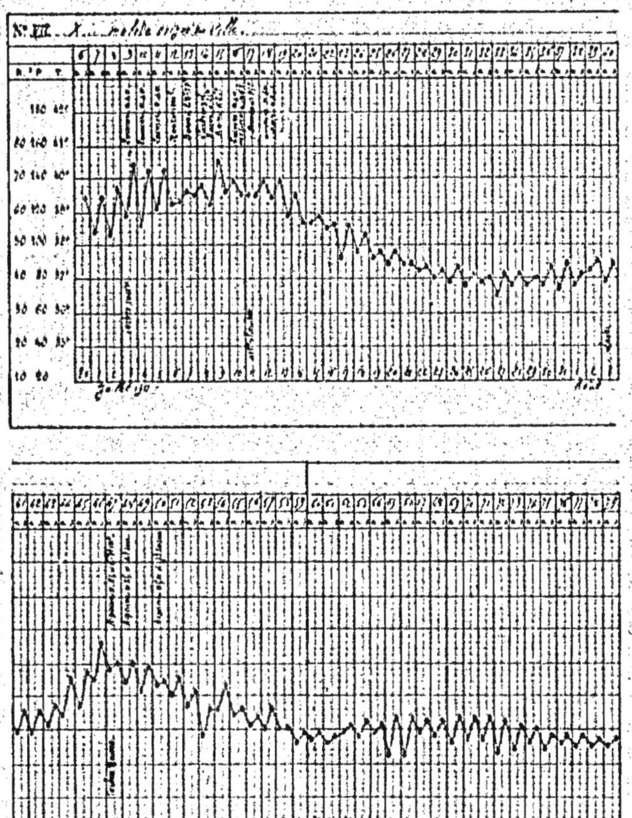

Fig. 14 et 15. — Rechute de fièvre typhoïde chez un malade soigné en ville. (Obs. VII).

M. le professeur Widal, salle Vieil, n° 2, le 14 septembre 1906.

La malade est souffrante depuis une quinzaine de jours : céphalée, courbature, constipation.

A son entrée elle présente tous les signes d'une fièvre typhoïde d'allure normale.

Mais, le 16 septembre, on note une chute brusque de température, avec accélération et petitesse du pouls (116); vomissements, constipation, douleur abdominale légère. La température, de 38° à 9 h. du matin, monte successivement à 38°8 à 2 h. du soir; 39° à 4 h.; 39°6 à 6 h. du soir. Le pouls, incomptable presque, bat à 130. Craignant une perforation, on opère à 7 h. du soir.

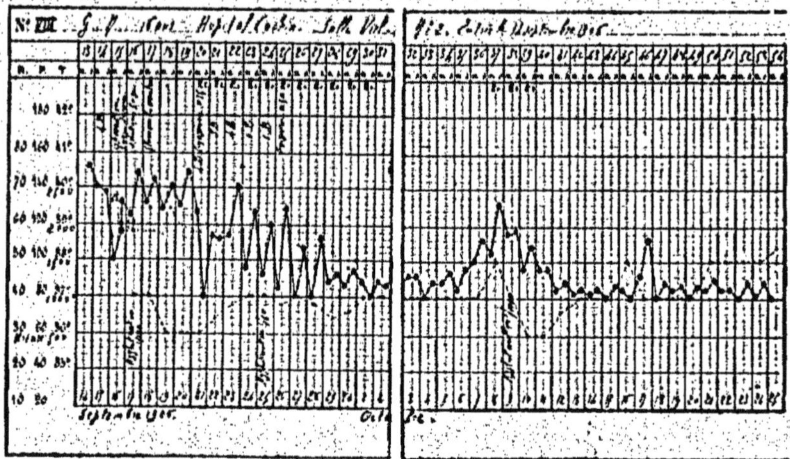

Fig. 16 et 17. — Malade du service du Professeur Widal (Obs. VIII).

L'opération ne permet pas de trouver la perforation ; les anses intestinales sont très vascularisées, les ganglions mésentériques sont très augmentés de volume. Enfin il y a un peu de liquide séreux dans le péritoine.

Après l'opération, injection sous-cutanée de 300 gr. de sérum physiologique.

Le 16 septembre, l'état général reste stationnaire ; on laisse de la glace sur l'abdomen.

17 septembre. — Agglutination à 1/100.

L'état général est un peu meilleur, quoique la température reste élevée.

Le 21 septembre. — La malade rentre dans le service de M. le professeur Widal, baraque neuve n° 23. L'état typhoïde est très accentué. La malade éprouve de la dyspnée. R. = 32. Le pouls bat à 110, la température est à 39°1. La langue est blanche, sèche. Une selle diarrhéique.

L'auscultation pulmonaire permet de noter de nombreux râles de bronchite, disséminés dans les deux poumons,

Traces d'albumine dans l'urine. Diazoréaction = R2.

Du 22 au 24. — Même état.

25 septembre. — Douleurs dans la région parotidienne gauche, spontanées et provoquées par la pression.

26 septembre. — La douleur persiste à l'angle du maxillaire inférieur, due à une adénopathie déterminée par quelques petites ulcérations pharyngées. La malade éprouve de la dysphagie.

Agglutination au 1/50.

27-28 septembre. — La malade est toujours abattue, mais ne se plaint d'aucune douleur. L'incision abdominale est complètement cicatrisée.

Aux deux poumons, il existe toujours des râles de bronchite.

Les 1er-2 octobre. — Rien de nouveau à signaler.

Le 8 octobre. — Dans l'après-midi, élévation brusque de la température à 39°4. La malade avait mangé, en plus de son régime, des gâteaux secs.

La diazoréaction est toujours négative.

On fait le diagnostic de rechute probable.

Régime lacté.

9 octobre. — Sérodiagnostic positif, agglutination au 1/1000.

10 octobre. — La température redescend à la normale.

L'état général a été pendant toute cette évolution bon.

12 octobre. — La malade est de nouveau convalescente.

Elle sort guérie le 23 octobre.

OBSERVATION IX. — Fièvre typhoïde légère. — Evolution normale. — Rechute légère.

G. J..., 18 ans, entre le 23 janvier 1901 dans le service de M. le professeur Widal, hôpital Cochin, salle Beau, n° 6.

ANTÉCÉDENTS PERSONNELS. — Aucun. La malade a eu un curettage il y a 2 ans.

HISTOIRE DE LA MALADIE. — La maladie a débuté il y a 8 jours exactement, par un léger point de côté droit avec quelques frissons courts et répétés. La malade ne peut dire si de suite la température s'est élevée, elle avait à ce moment ses règles, qui ont duré 4 jours. Un peu de diarrhée ; pas d'épistaxis. Elle entre avec le diagnostic de grippe.

A l'examen on note une température en plateau à 40°.

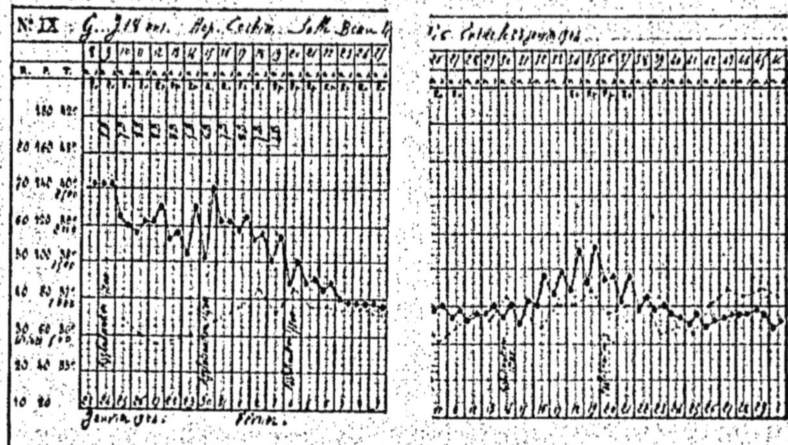

Fig. 18 et 19. — Fièvre typhoïde légère. — Evolution normale. — Rechute légère (Obs. IX).

La langue est un peu sèche, blanche au centre, rouge sur les bords ; il n'y a pas de diarrhée.

Une tache rosée près de l'ombilic. La rate paraît non augmentée de volume.

Cœur normal. Pouls 90.

Aux poumons, pas de signes stéthoscopiques ; la malade tousse cependant un peu, mais pas d'expectoration.

État de torpeur peu marqué, céphalalgie moins vive que dans les premiers jours.

Diazoréaction négative.

25 janvier. — Éruption d'une dizaine de taches rosées. Même état que précédemment ; rate peu augmentée de volume.

L'écoulement menstruel, qui semblait reprendre le 23 janvier, a cessé de nouveau.

Torpeur peu marquée, céphalalgie légère.

Diazoréaction négative.

Séro-diagnostic positif à 1/200.

26 janvier. — Même état de la langue et du tube digestif. La torpeur est plus marquée. La rate conserve son volume.

27 janvier. — Même état : constipation, pas de signes pulmonaires.

29 janvier. — Même état : diazoréaction toujours négative. Diarrhée.

30 janvier. — Diarrhée abondante depuis 2 jours, jaune.

Diazoréaction = R 1.

Séro-diagnostic positif à 1/500.

31 janvier-3 février. — La température baisse progressivement. La diarrhée diminue. La rate est grosse.

A la base du poumon droit, submatité et gros râles sous-crépitants.

4 février. — Agglutination au 1/300.

7 février. — Température revenue à la normale, pas de diazoréaction, la rate demeure grosse.

14 février. — Agglutination à 1/300.

Jusqu'au 15 février, la malade présente un bon état général ; mais pas de crise urinaire. Alimentation.

16-17-18 février. — La température monte progressivement pour atteindre, le soir du 19 février, 38°6.

La diazoréaction = Rμ. La rate est grosse ; la langue est saburrale, typique. Pas de diarrhée. On craint une rechute.

22 février. — Les phénomènes s'amendent et la malade entre de nouveau, rapidement, en convalescence.

20 février. — L'agglutination est au 1/300.

La malade sort le 2 mars ; la rate est encore perceptible.

Observation X

M. E..., 16 ans, mécanicienne, est entrée à l'hôpital Cochin, salle Beau, n° 20, le 22 avril 1908.

Nous publions le tracé thermométrique de sa fièvre typhoïde.

Au moment où l'on pouvait espérer la défervescence définitive, pendant 13 jours la malade a présenté de grandes oscillations de 1° à 1°5 reproduisant les derniers jours du stade amphibole de la 1re atteinte.

Remarquons que, le 15 mai, le séro-diagnostic est positif au

1/300, alors que, le 24 avril, il est indiqué positif au 200e; l'agglutination tombe au 1/100, le 20 mai.

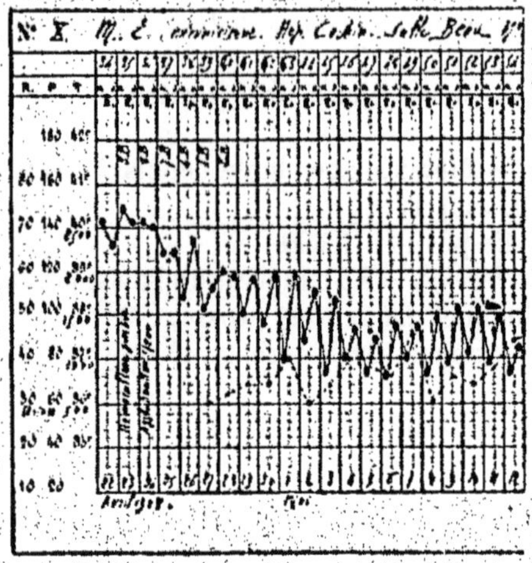

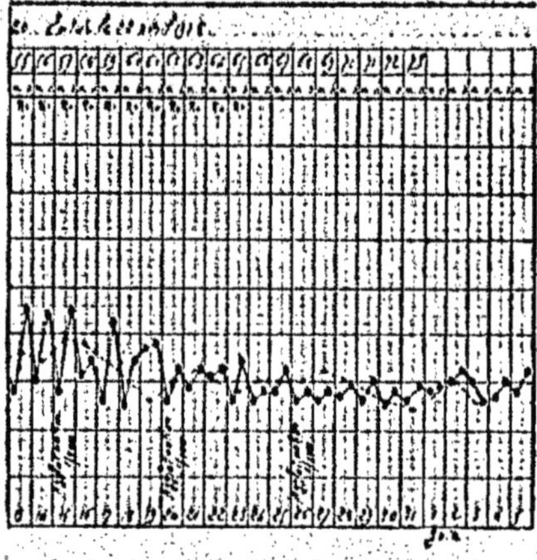

Fig. 20 et 21. — Observation X.

Observation XI

Due à l'obligeance d'un de nos collègues, à qui nous adressons nos vifs remerciements.

M... A..., entrée le 19 novembre 1911, à l'hôpital Laennec, salle Beau, n° 3.

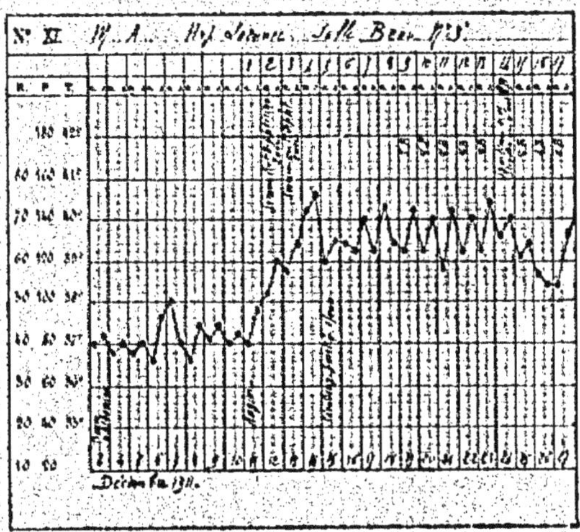

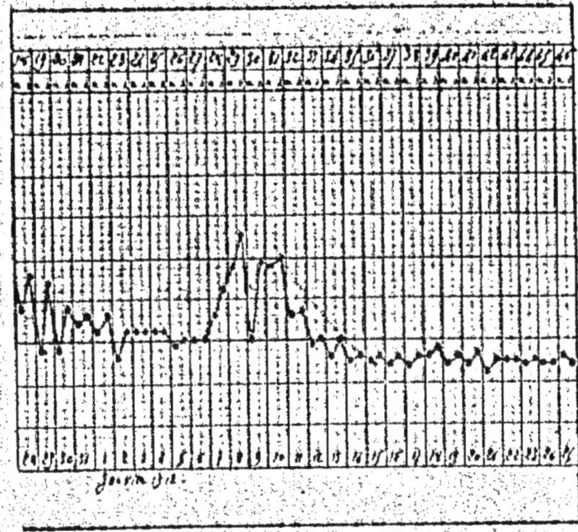

Fig. 22 et 23. — Observation XI.

Fièvre typhoïde moyenne à évolution normale ayant duré 22 jours.

Apyrexie de 6 jours.

Rechute légère ayant duré 8 jours.

Observation XII

B. A..., 21 ans, mécanicienne, entre, le 15 mai 1907, dans le service de M. le professeur Widal, hôpital Cochin, salle Beau, n° 5.

Antécédents héréditaires. — Père âgé de 46 ans en bonne santé. Mère morte de fluxion de poitrine en 1883. Un frère de 19 ans en bonne santé.

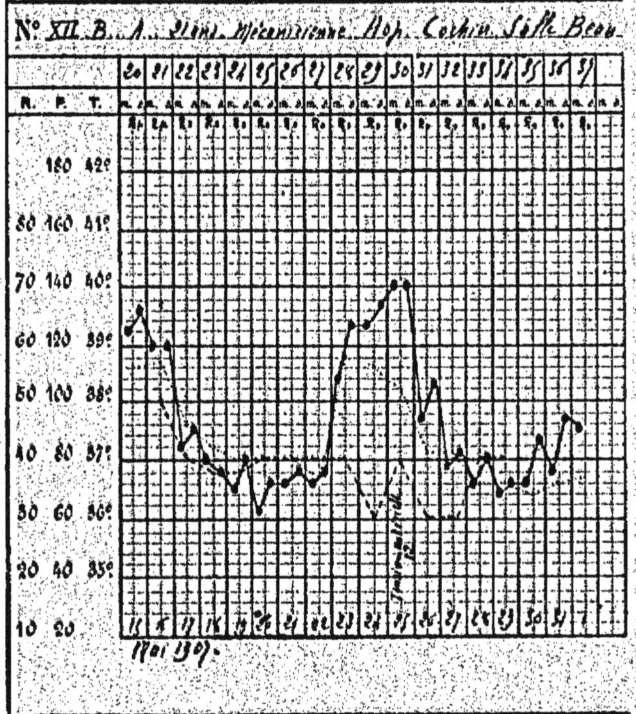

Fig. 21. — Observation XII.

Antécédents personnels. — N'a jamais été malade, mais fut toujours faible et anémiée. Réglée à 13 ans, règles régulières. Mariée en janvier 1906.

Histoire de la maladie. — Le début de la maladie actuelle remonte au 25 avril. La malade a eu de nombreux frissons, de la fièvre. En même temps est apparue une constipation opiniâtre, une anorexie complète; des nausées, des vomissements, des bourdonnements d'oreilles, du vertige ; de la céphalée intense, diffuse, sans localisation spéciale.

7-8 et 9 mai. — La malade se lève, et va travailler parce qu'elle se sent un peu mieux : la constipation est moins intense, la fièvre a disparu, la céphalée est un peu diminuée.

10 mai. — La malade est obligée de rester alitée. Enfin, il y a 3 jours, les phénomènes augmentent d'intensité: la céphalée est intense, violente, sans localisation nette et précise. Tous les phénomènes du début reparaissent plus accusés.

Pas d'épistaxis.

La malade se sent elle-même très abattue et dit n'avoir pas la force de se tenir droite, même quand elle est assise sur une chaise.

A l'examen, le jour de l'entrée, malade pâle, fatiguée, dans un état de tuphos assez marqué. Elle est obnubilée, ses réponses sont hésitantes et pénibles et elle fait effort pour suivre les questions qu'on lui pose.

Quand on la découvre, on voit sur l'abdomen et sur la partie inférieure du thorax des petites taches rosées, assez rares, lenticulaires, disparaissant à la pression du doigt.

La palpation de la fosse iliaque y montre des gargouillements.

La percussion dénote un tympanisme assez marqué

La langue est sale, saburrale, blanche au centre, rouge sur les bords. Elle est humide.

Le cœur, les poumons, le foie sont normaux.

La rate, grosse, volumineuse, est perceptible à la percussion ; en outre toute la région splénique est douloureuse.

16 mai. — Les taches rosées sont très diminuées. Dans la nuit la malade a eu un vomissement ; la céphalée et la constipation persistent toujours.

L'analyse des urines montre : un louche d'albumine, pas de sucre, une diazoréaction très faible.

17 mai. — La température tombe brusquement de 39° à 37°1. La diazoréaction est négative. L'auscultation des poumons décèle des sibilants très disséminés dans l'étendue des 2 poumons.

Rien au cœur.

L'amélioration continue les jours suivants ; la constipation et la céphalée ont disparu.

23 mai. — La température monte brusquement à 38°4; le pouls est à 120. La malade se sent fatiguée et ne présente pas d'autres signes.

24 mai. — Température à 39°. La constipation, la céphalée ont reparu.

27 mai. — La température est redevenue normale. La malade sort le 1er juin.

Observation XIII. — Fièvre typhoïde: longue période prodromique. — Evolution bâtarde. — Hémorragie intestinale le 25e jour. — Rechute le 38e jour.

B... H..., 16 ans, entre le 23 juillet 1903 à l'hôpital Cochin, dans le service de M. le professeur Widal, salle Woillez, n° 8.

Antécédents personnels. — Le malade n'en accuse aucun; il a seulement présenté, vers l'âge de 12 ans, des maux de tête fréquents, accompagnés d'épistaxis.

Histoire de la maladie. — Le début de l'affection actuelle remonte d'une façon nette au samedi 18 juillet. Pendant le mois qui a précédé, le malade a maigri; il éprouvait de la fatigue, de la lassitude, et pendant les huit derniers jours, en même temps que de la courbature et un léger mal de tête, le malade avait presque tous les jours une épistaxis d'ailleurs peu abondante. De la diarrhée, une grande diminution de l'appétit.

Le samedi 18, les troubles précédents prennent une intensité telle que le malade se met au lit : il accuse alors de la fièvre, une céphalée frontale très vive, de l'insomnie, une anorexie complète, et une diarrhée abondante.

23 juillet. — Jour de l'entrée, 6e jour de la maladie, le malade présente une anorexie absolue; la diarrhée a diminué. La langue a un aspect typique : rouge sur les bords, blanche à sa face supérieure, portant sur les côtés l'empreinte des dents.

Foie non augmenté de volume, non douloureux.

Pas de taches rosées.

Rate volumineuse.

Pouls 84. Cœur normal : impulsion cardiaque forte.

Pas de catarrhe bronchique. Malgré une respiration un peu soufflante, les deux sommets paraissent indemnes.

Urines normales.

Céphalée frontale intense, état typhoïde, signe de Kernig. Pas de raideur de la nuque, pas de troubles oculaires.

Sérodiagnostic : agglutination à 1/600.
Prise de 10 cmc. de sang pour hémoculture.

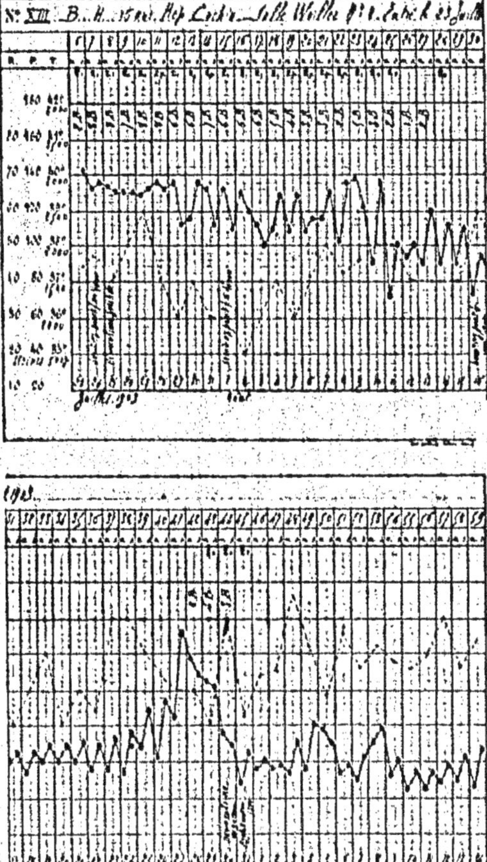

Fig. 25 et 26. — Fièvre typhoïde : longue période prodromique. — Evolution bâtarde. — Hémorragie intestinale le 23ᵉ jour. — Rechute le 38ᵉ jour (Observation XIII).

24 juillet. — Même état : pas de taches rosées, pas de catarrhe bronchique. La céphalée a un peu diminué.

25 juillet. — L'hémoculture est positive. Même état général. La céphalée persiste. 2 taches rosées à la face interne de la cuisse gauche.

26 juillet. — Une tache rosée sur l'abdomen.

27 juillet. — Rien de particulier.

28-29 juillet.— Même état : Taches rosées nombreuses.

1er août. — L'état typhoïde est plus accusé ; adynamie, la céphalée est moins vive, les taches rosées persistent. De gros gargouillements dans la fosse iliaque droite ; le ventre et le foie ne sont pas douloureux, le foie dépasse le rebord des fausses côtes.

Diarrhée purée de pois ; 5 à 6 selles par jour.

Les urines donnent la réaction de Gmelin ; il n'y a pas de subictère conjonctival. Il y a une grande quantité d'indican dans l'urine.

La courbe thermique revêt un caractère spécial : température plus élevée le matin que le soir.

Sérodiagnostic : agglutination à 1/1000.

2 août. — Le malade accuse lui-même un accablement considérable ; léger délire nocturne, pleurs.

3 août. — La diarrhée persiste, abondante et fétide, gargouillement dans la fosse iliaque droite, langue volumineuse avec empreintes dentaires.

Sonorité exagérée des bases pulmonaires, sans bruits de bronchite.

Indican en grande quantité dans l'urine. Diazoréaction revenue à R2.

Kernig, mais pas de raideur de la nuque, pas de strabisme, céphalée peu intense.

4 août. — Diarrhée. Indicanurie abondante.

5 août. — Mêmes signes.

6-8 août. — La diarrhée diminue, puis disparaît.

10 août. — Plus de diarrhée, état général meilleur.

Diazoréaction = Ro.

11 août. — Chute brusque de la température avec hypothermie. Un peu de sang dans les selles.

12 août. — La température est remontée à 38°, état général meilleur, selles normales.

14 août. — Quelques râles sous-crépitants aux bases.

16 août. — La température, depuis le 11, descend en lysis. L'état général s'améliore.

Agglutination à 1/300.

19 août. — Décharge d'urine : 3.000 gr.

23 août. — La température atteint 37°8 le soir.

25 août. — Etat général moins bon. Le malade paraît faire une rechute.

27 août. — Le malade rend un ascaris, la température remonte à 38°8.

29 août. — La température est remontée hier soir à 40°6. Etat de tuphos assez marqué, diarrhée. Un peu de gargouillement dans la fosse iliaque droite, la rate est grosse, la langue saburrale.

Urines diminuées : 2 litres, réaction d'Ehrlich négative — Ro.

30-31 août. — La température baisse, mais l'état général reste peu satisfaisant ; de la diarrhée.

Agglutination à 1/300. Un ensemencement de sang reste négatif.

1er septembre. — Température normale : la rechute a été de courte durée.

2 septembre. — L'apyrexie persiste, le malade entre de nouveau en convalescence.

15 septembre. — La température oscille toujours autour de 37°.

La quantité d'urine se maintient entre 3.000 et 3.500 gr.

22 septembre. — L'état général est bon, la rate est encore un peu grosse.

5 octobre. — Le malade part à Vincennes en convalescence son état général est bon, mais il est encore très amaigri.

Observation XIV. — Fièvre typhoïde ataxo-adynamique grave suivie de rechute mortelle.

S. G..., 24 ans, garçon de salle, entre à l'hôpital Laennec, salle Damaschino, n° 1, à 9 h. du soir, le 25 juillet 1911.

Aucun antécédent familial ou personnel intéressant à noter d'après les renseignements fournis par sa femme infirmière à l'hôpital.

26 juillet 1912. — Malade très abattu ; prostration profonde ; on ne peut avoir que très difficilement réponse aux questions posées, et ces réponses sont incertaines. Le malade revêt l'aspect typique d'un typhique, il serait malade depuis 11 jours. On note quelques taches rosées sur la paroi abdominale ; — le ventre est

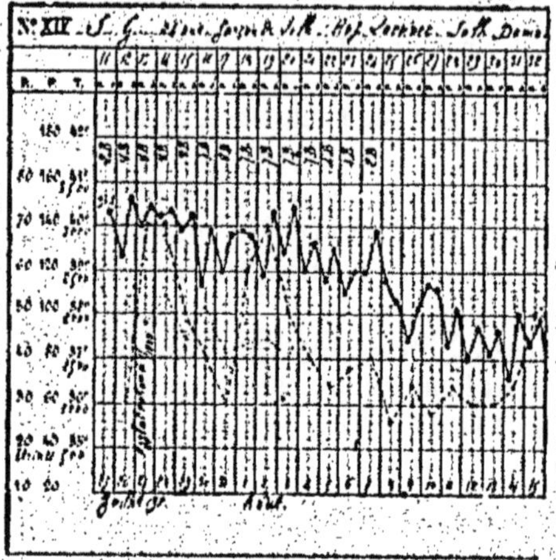

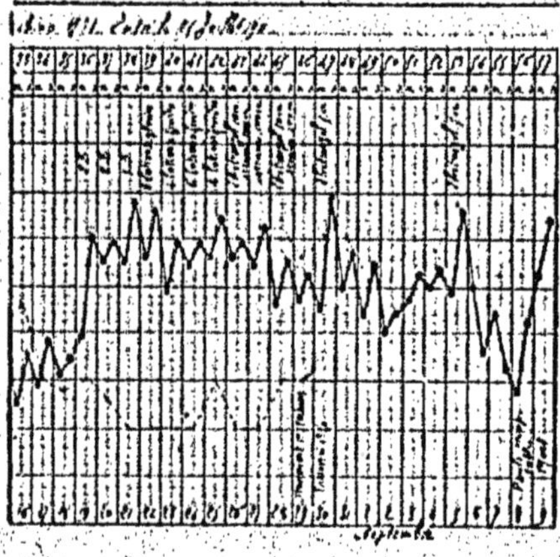

Fig. 27 et 28. — Fièvre typhoïde ataxo-adynamique grave, suivie de rechute mortelle (Obs. XIV).

ballonné, non douloureux ; gargouillement dans la fosse iliaque droite.

La rate déborde de 2 travers de doig le rebord costal.

Le pouls est rapide, à 104, non dicrote.

27 juillet. — Sérodiagnostic positif au millième.

L'état de prostration est toujours très accusé.

Les troubles digestifs : langue, anorexie, diarrhée, sont toujours identiques.

La fièvre typhoïde a évolué normalement jusqu'au 18 août ; le caractère saillant de toute cette évolution a été l'intensité de la prostration.

20 août 1911. — Élévation brusque de la température hier soir, après un écart de régime avoué.

21 août. — Le diagnostic de rechute de fièvre typhoïde est confirmé. Mais depuis 48 heures l'état général est grave ; la malade est très prostrée, répond à peine aux questions.

Pas de signes pulmonaires.

Diarrhée abondante.

Bruits du cœur faibles.

29 août 1911. — L'état général paraît toujours très grave, l'adynamie est profonde. Le pouls est petit, mou, à peine perceptible. Les bruits du cœur sont sourds, la pression artérielle mesure 13 à l'appareil Potain.

Depuis 2 jours le malade se plaint de douleurs abdominales vives, mais il n'y a aucune contraction de la paroi, pas de ballonnement du ventre, pas de sang dans les selles. On a un moment craint une perforation, tellement les douleurs étaient violentes ; mais le pouls, la température, l'état physique du ventre font abandonner ce diagnostic.

4 septembre 1911. — L'état général ne s'améliore pas ; le malade a beaucoup maigri ; il reste absolument inerte dans son lit, profondément obnubilé ; les mouvements déterminent des syncopes et depuis plusieurs jours les bains sont supprimés, remplacés par des lotions et de la glace placée sur la région précordiale ; on fait chaque jour de la strychnine, de la spartéine, on donne de l'adrénaline en potion et malgré cela le pouls reste petit, incomptable presque.

7 septembre. — La température baisse, mais l'état général s'est encore aggravé ; le pouls est toujours instable ; les extrémités sont refroidies, les lèvres, les oreilles cyanosées, état syncopal.

9 septembre. — Mort dans l'après-midi avec forte hyperthermie. Depuis 48 heures le malade ne pouvait plus répondre aux questions qu'on lui posait.

Observation XV. — Fièvre typhoïde à rechute, suivie de rougeole bénigne. — Comby et Zielinsky.

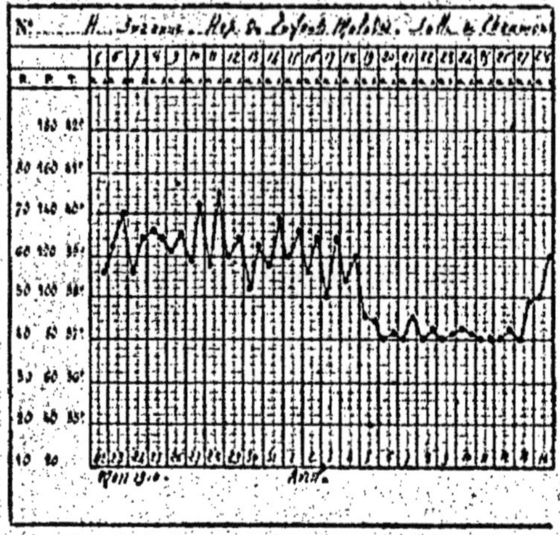

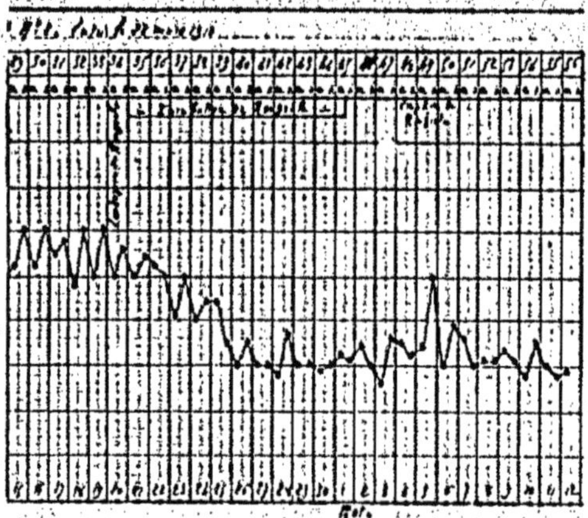

Fig. 29 et 30. — Fièvre typhoïde à rechute, suivie de rougeole bénigne (Comby et Zielinsky) (Obs. XV).

H... Suzanne, âgée de 7 ans, entre le 22 mars 1910, salle de Chaumont, lit n° 2.

Antécédents héréditaires. — La mère est morte à l'âge de 41

ans à la suite d'une hémorragie cérébrale ; le père est bien portant. Il y a 6 enfants dans la famille, tous habituellement bien portants. Pas d'enfants morts.

Antécédents personnels. — Née à terme, l'enfant a été nourrie au sein par la mère. On ne peut déterminer à quel âge elle a eu sa première dent, ni à quel âge elle a commencé à marcher. Elle a présenté de l'entérite en bas âge. Elle aurait eu la rougeole à 2 ans.

Maladie actuelle — L'enfant vit dans un milieu où sévit la fièvre typhoïde. En effet ses 5 frères et sœurs en sont atteints au moment où la malade entre dans le service ; ils sont soignés soit dans divers services de l'Hôpital des Enfants Malades, soit dans d'autres hôpitaux. Le père est resté bien portant ; il en est de même d'une tante qui vit en contact permanent avec les enfants. Les parents affirment que les enfants ne boivent que de l'eau bouillie depuis l'époque des inondations (janvier 1910) ; ni dans la maison qu'ils habitent, ni dans leur entourage, on ne connaît d'autres cas de fièvre typhoïde (30, rue de l'Ouest, XIVe).

Le début de la maladie est difficile à préciser. Depuis trois semaines environ, l'enfant accuse un malaise général, se plaint de céphalalgie et a perdu l'appétit. Elle est constipée et a présenté quelques vomissements alimentaires. Pas d'épistaxis.

Elle n'est pas restée couchée et, en effet, il est probable, d'après l'évolution ultérieure de la maladie, que la fièvre ne dure que depuis peu de jours (cinq jours d'après la date d'apparition des taches rosées). Le 22 mars, le matin, l'enfant est amenée à la consultation externe de l'hôpital des Enfants-Malades. Elle est admise salle de Chaumont et couchée au lit n° 20, puis au lit n° 2.

État actuel (*23 mars*). — L'enfant est maigre, le poids est de 18 kg. 100. Le teint est d'une pâleur brunâtre. Très abattue, elle reste assise pendant de longues heures sur son lit, pleurant et gémissant continuellement. Elle n'accuse aucune douleur. A l'examen de l'appareil digestif, on constate que la langue est chargée, blanche au centre, rouge à la pointe et sur les bords. La gorge est pâle. Le ventre est rétracté. Les muscles restent contracturés en permanence, rendant la palpation très difficile. On ne réveille de douleur en aucun point de l'abdomen.

A la percussion, le foie déborde le rebord costal de 4 cent. environ. La rate, non perceptible à la palpation, est très appréciable à la percussion. Sa matité s'étend sur une hauteur de 8 centimètres, sur une largeur de 5 cent. environ. Il n'y a pas de diarrhée, plutôt de la constipation.

L'examen de l'appareil pulmonaire ne révèle aucun symptôme pathologique ; les bruits du cœur sont bien frappés. Le pouls est petit, régulier, rapide : 130 pulsations par minute. On ne découvre de taches rosées en aucun point du corps.

Les urines sont peu abondantes, hautes en couleur.

Elles ne contiennent ni albumine, ni sucre. La diazoréaction est positive. Le diagnostic de fièvre typhoïde est porté. On prescrit des bains à 28° toutes les 4 heures si la température dépasse 39°.

26 mars. — Apparition de 2 taches rosées lenticulaires sur l'abdomen et la partie inférieure du thorax. L'enfant reste toujours très prostrée. Pas de nouveaux symptômes. Le pouls bat à 120 pulsations à la minute. Les urines restent rares.

Le sérodiagnostic fait par M. Meunier est positif : les bacilles agglutinent au cinquantième.

28 mars. — Pas de nouvelles taches rosées ; les signes restent identiques.

3 avril. — Il se fait une amélioration légère, mais progressive, de l'état général. La prostration diminue sensiblement.

6 avril. — La température est tombée à 37° ce matin. L'état d'abattement et de torpeur a disparu. L'enfant est gaie. Elle a maigri considérablement. La langue est normale, le ventre météorisé. Le foie et la rate ont diminué de volume. L'enfant présente une toux peu fréquente. Pas de signes physiques pulmonaires. Les urines sont claires, abondantes (1 l. 5 en 24 heures).

14 avril. — La convalescence s'est poursuivie normalement jusqu'à ce jour, sans aucun incident. L'enfant est très amaigrie. Le matin la température est montée à 38°. L'enfant n'est nullement abattue et ne se plaint d'aucune douleur.

La langue est blanche au centre, la gorge est normale. Le ventre est rétracté, non douloureux à la pression. Pas de diarrhée, légère constipation. La rate semble hypertrophiée à la percussion. L'enfant tousse, mais ne présente pas de dyspnée. A l'auscultation on entend quelques râles fins aux bases des 2 poumons. Rien à l'examen du cœur. Pouls rapide, régulier.

Les urines sont rares (350 gr. en 24 heures). Pas d'albumine.

16 avril. — La température monte progressivement de jour en jour ; elle était hier soir à 39°2. On ne note aucun nouveau symptôme, si ce n'est un peu d'abattement, qui n'existait pas les jours précédents ; il s'agit d'une rechute de la fièvre typhoïde.

21 avril. — Apparition d'une huitaine de taches rosées lenticulaires sur l'abdomen et surtout sur le dos. L'évolution de la fièvre typhoïde se poursuit sans accidents, avec des symptômes atténués malgré l'absence de bains froids. La langue n'est pas chargée. Le cœur est normal. La torpeur est bien moins marquée qu'au cours de la fièvre typhoïde initiale.

26 avril. — La température est tombée ce matin à 37° ; les urines sont claires, abondantes (1 litre en 24 heures), 2 mai. La convalescence se poursuit normalement. L'enfant a maigri considérablement. L'abattement a disparu. L'enfant demande à manger. Apparition de 2 groupes de vésicules d'herpès, l'un sur la commissure labiale gauche, l'autre sur la région sus-sternale.

5 mai. — Apparition d'une éruption morbilliforme. Cette éruption est très discrète. Elle respecte la face et le dos. On trouve quelques éléments derrière les oreilles, sur les membres supérieurs et inférieurs et sur le ventre.

Ce sont des macules d'un rose très pâle. Les éléments sont arrondis, ovulaires. Ils sont isolés les uns des autres, séparés par de larges intervalles de peau saine. Ils sont rarement groupés en corymbes, ni confluents en aucun point.

Il n'y a pas d'énanthème, ni catarrhe oculo-nasal, ni bronchite, ni toux férine. Léger enduit pultacé sur les gencives inférieures. Les phénomènes généraux sont nuls. Pas de malaise général. La température est à 37°4.

C'est donc une éruption très discrète dont les éléments n'ont ni la couleur rouge vif, ni l'aspect velouté des rougeoles normales, qui ne s'accompagne pas d'énanthème, qui est apyrétique.

Tous ces caractères la différencient d'une rougeole. C'est pourtant ce diagnostic est porté.

En effet, le 19 avril, dans le lit voisin de celui de la malade, au n° 1, une enfant était couchée, qui avait été admise pour des symptômes de bronchite accompagnés de signes généraux assez marqués. Cette enfant a présenté le 21 avril une éruption de rougeole avec éléments nombreux, rouge vif, avec énanthème pharyngé, catarrhe oculo-nasal et température élevée. Cet enfant a été évacuée dans le service de rougeole le jour même.

Depuis le 21 avril, jour où la contagion était possible, quatorze jours se sont écoulés pendant lesquels la malade du lit n° 2 a été en incubation de rougeole.

6 mai. — La veille au soir, la température est montée à 39°. Pas d'apparition de nouveaux éléments.

L'éruption prend une teinte plus pâle ; elle tranche à peine sur la pâleur de la peau.

7 mai. — Disparition complète de l'éruption, qui n'a duré par conséquent que 2 jours.

8 mai. — Température normale, bon état général. Mais l'enfant est extrêmement amaigrie, le ventre est ballonné, la langue chargée. On constate un peu de diarrhée.

9 mai. — Otite droite, écoulement abondant de pus. L'enfant ne se plaint pas. Elle est extrêmement somnolente, reste couchée en chien de fusil. Quelques râles de bronchites à l'auscultation des poumons.

13 mai. — L'abattement et la lassitude diminuent. L'appétit est marqué. L'écoulement du pus par l'oreille droite est tari.

A partir de ce moment, l'enfant est entrée franchement en convalescence.

Observation XVI

Th. Devic. Obs. XI.

D. T..., terrassier, 29 ans, Sainte-Jeanne, n° 19.

Entré le 2 avril 1880.

S'est alité le 21 mars, se plaignant d'un grand mal de tête ; depuis a déliré la nuit ; il n'a eu ni épistaxis, ni diarrhée.

Etat actuel : somnolence bien marquée ; répond à peine aux questions qu'on lui pose. Langue rôtie, soif vive, pas de diarrhée. Epistaxis un matin ; quelques taches rosées. Pression douloureuse de la fosse iliaque droite. Pouls dicrote = 88.

Pas de râles dans la poitrine. Léger nuage albumineux dans l'urine.

5 avril. — Amélioration de l'état général.

23 avril. — Rechute.

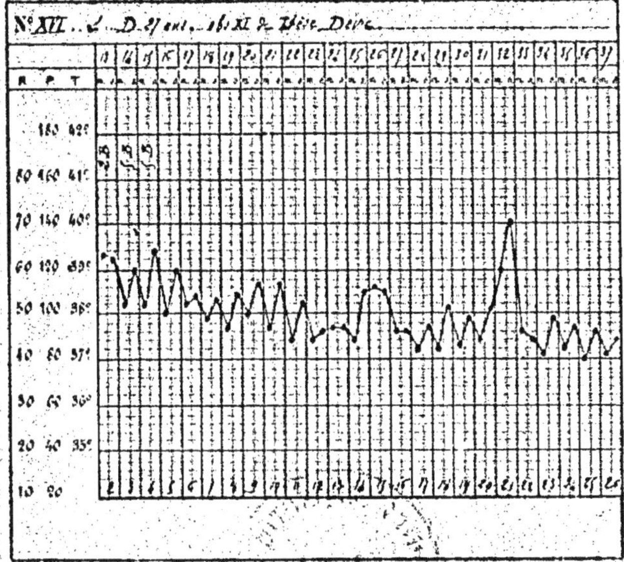

Fig. 31. — Observation XVI.

IX. — TABLEAUX

Tableau I

	N° DE L'OBSERVATION	Age	Sexe	DURÉE			
				1re Atteinte	Apyrexie	2e Atteinte	Taches rosées
1	Trousseau...........			30	4	11	1 à 6
2	Rilliet et Barthez 1..	11	H	30	14	20	
3	— — 2..	11	H	19	15	10	
4	Barbrau 1...........	30	H	25	14	16	5
5	— 2...........	22	F	23	12	18	6
6	— 3...........	25	H	20	10	15	11
7	Thierfelder..........	29	F	24	7	13	4
8	—	19	F	40	5	22	0
9	—	22	F	31	9	20	2
10	—	21	H	25	5	10	8
11	—	30	H	45	10	25	5
12	—	20	H	20	8	15	6
13	—	17	H	40	10	20	9
14	Hirsch..............	14	H	18	4	30	
15	Stewart 1...........	17	H	30	2	22	3e et 15e
16	— 2...........	22	F	20	5	4	
17	— 3...........	21	H	23	17	5	1
18	Jenner..............	20	F	32	12	13	
19	Moynier.............	24	F	20	11	11	2
20	Hemery..............	20	H	20	10	30	5
21	Michel..............	30	F	20	31	16	11
22	Labbé Th............	36	F	25	7	13	
23	Murchinson..........	35	H	16	3	18	
24	—	18	H	28	6	10	
25	—	27	H	24	10	10	
26	—	15	H	21	9	11	
27	—	21	H	24	7	14	
28	—	13	H	24	10	12	
29	—	5	H	22	14	10	
30	—	18	H	26	9	13	
31	—	18	H	24	12	13	
32	—	24	H	32	10	7	
33	—	21	H	28	7	14	
34	—	11	H	21	14	14	
35	—	24	H	23	9	18	
36	—	25	H	24	12	14	
37	—	32	H	30	9	12	
38	—	14	H	32	9	10	

Tableau I (*suite*).

	Nº DE L'OBSERVATION	Age	Sexe	DURÉE			
				1re Atteinte	Apyrexie	2e Atteinte	Taches rosées
39	Murchinson.........	14	H	21	11	16	
40	—	24	H	28	10	14	
41	—	18	H	26	11	13	
42	—	16	H	24	18	12	
43	—	24	H	21	8	26	
44	—	16	H	24	8	24	
45	—	16	H	30	12	14	
46	—	50	H	28	11	15	
47	—	15	H	28	15	14	
48	—	15	H	23	19	14	
49	—	44	H	34	15	10	
50	—	25	H	37	10	14	
51	—	25	H	30	10	21	
52	—	12	H	39	11	13	
53	—		F	14	10	12	
54	—	5	F	21	10	9	
55	—	18	F	22	7	12	
56	—	9	F	24	8	12	
57	—	30	F	16	10	20	
58	—	39	F	25	8	14	
59	—	25	F	25	10	12	
60	—	12	F	24	12	14	
61	—	22	F	21	15	14	
62	—	21	F	14	9	28	
63	—	13	F	26	14	11	
64	—	15	F	26	10	16	
65	—	19	F	24	14	16	
66	—	19	F	28	9	19	
67	—	16	F	30	12	18	
68	—	19	F	38	12	14	
69	—	20	F	30	16	18	
70	—	16	F	36	16	13	
71	—	16	F	46	12	13	
72	—	43	F	27	8	39	
73	—	27	F	41	25	21	
74	Jaccoud 1883........			33	5	21	
75	— 1893........	38	H	27	7	9	

Tableau II

	Nº de l'observation		AGE	SEXE	DURÉE 1re atteinte	DURÉE apyrexie	DURÉE 2e atteinte	Maximum thermique 1re atteinte	Maximum thermique 2e atteinte	Jour de ce maximum	Taches rosées
1	Perrin	2	25	H	25	11	14	40°8	40°5	2e	
2	—	3	25	H	25	15	8	40°	40°	1	
3	—	4					12		40°6	3	0
4	—	5		H	7	13	14	39°2	40°8	2	7°
5	Serres	1	23	H	17	8	7	40°	41°	3	3
6	—	2	17	H	40	13	9	40°7	40°3	4	4
7	Gubler					15	15	39°6	40°3		
8	Guyard	1	13 1/2	H	20	6	19	40°9	41°2	1	
9	—	2	12 1/2	H	27	4	17	39	41°	2	
10	—	3	14	H	15	8	8	39°2	40°6		
11	—	4	8	H		15	10	40°8	40°6	3	
12	—	5	12	H	25	7	16	40°	40°4		
13	—	6	10	F	24	4	11	40°2	40°8	4	
14	—	7		F	15	9	15	40°	40°2	3	
15	—	8	13	H	19	9	8		40°		
16	—	9	12	H	19	12	18	40°5	40°6	2	
17	—	10	11 1/2	H	25	10	12				6
18	—	11	23	F	22	10	15	40°2	40°8	5	
19	—	12	23	F	13	16	14	39°6	40°6	2	
20	—	13	15	H	17	3	11	40°2	40°6	2	
21	—	14	20	F	19	8	10	40°8	39°6	2	14
22	—	15	29	H	34	13	14	40°6			
23	—	16	24	H	18	10	18	40°3	40°2	2	
24	—	17			20	13					
25	—	18	18	H	20	6	10		40°8	2	
26	—	19	20	H	35	11	11	40°	40°4	1	
27	—	20	6	F	30	10	17	40°4	40°2	1	
28	—	21	20	F	38	8	13	41°4	40°		
29	—	22	18	H		10		40°8		1	
30	Monod	1	21	H	21	6	24			4	6
31	—	2	20	F	21	1	14		40°		
32	Azambre	1	24	H	34	15	9	40	39°5	3	
33	Meunier	2	32	H	30	7	13				
34	—	3	21	H		7	14	40°	39°1	1	
35	—	4	16	H	20	10	21	40°4	40°2	4	11°

Tableau II (*suite*)

II	Nº de l'Observation	AGE	SEXE	Durée 1re atteinte	Durée apyrexie	Durée 2e atteinte	Maximum hermique 1re atteinte	Maximum thermique 2e atteinte	Jour de ce maximum	Taches rosées
36	Meunier 5	23	H	18	14	19	40°9	40°4	2e	
37	— 6	16	H	8	8	8		40°2	2	
38	— 9	40	H	16	11	10	40°7	40°6	2	0
39	— 10	24	H	14	6	15	39°5	40°	1	6
40	— 11	28	H	24	10	14	40°2	40°	2	9
41	— 12	22	H	27	9	13	40°7	40°2	2	
42	— 13	28	H	19	9	12	40°4	40°5	2	
43	— 14	32	F	31	9	9	40°5	40°5	1	3
44	— 15	17	F	24	6	12	40°8	40°4	2	4
45	— 16	22	F	19	8	9	39°	39°6		+
46	— 17	21	F	16	13	8		40°	1	
47	Licht 1	23	F	35	18	14	40°4	40°	3	
48	— 2	7	F	18	16	9	40°6	40°4	4	
49	— 3	20	F	16	13	8		40°4	3	
50	— 4		H	20	8	21	39°6	40°6	9	
51	— 6	17	H	10	7	15	39°	39°	2	9
52	— 7	23	H	44	7	15	41°	39°6	3	
53	— 8	25	F	36	6	14	40°6	39°8	5	7
54	— 10	25	H	26	4	18	40°4	40°6	7	
55	— 11	27	F	23	2	20	38°8	39°8	1	
56	— 13	22	F	22	2	10	40°6	39°6	1	3
57	— 15	20	F	15	14	9	39°6	40°4	4	6
58	— 16	17	F	20	9	16	40°	39°6		6
59	— 20	26	H	21	2	12	40°	39°8	4	
60	— 23	18	F	26	8	11	41°	40°	3	
61	Moore 1	20	F	27	24	24				+
62	— 2	15	H	24	11					
63	Deumié 2	18	H	22	10	15	40°	39°8	2	
64	— 3	34	H	19	10	15	40°	40°4	2	
65	— 7	23	F	17	12	17				
66	— 8	37	F	37	7	14				
67	— 11	16	F	24	10	21	38°8	39°8	3	7
68	— 12		F	17	5	15	40°3	40°4	9	6
69	Bruhl 1	61	H		22	26	33°6	40°4	2	
70	Deumié 4	20	H	16	1	13				

Tableau III

	N° DE L'OBSERVATION	AGE	SEXE	DURÉE 1re atteinte	DURÉE apyrexie	DURÉE 2e atteinte	Température maximum 1re atteinte	Température maximum 2e atteinte	Jour de ce maximum
1	Wunderlich II — 4				8	21	40°4	40°7	1
2	— Pl. III — 12			35	4	3	41°	40°4	2
3	Lorain 43			26	17	9	40°5	40°6	
4	— 44	55	H	29	1	21	39°5	40°1	2
5	C. de Gassicourt 47-48	17	H	16	7	9	40°4	40°7	2
6	— 85			27	5	11	40°5	40°6	5
7	Jaccoud VIII			17	1	18	40°4	41°	7
8	— VII			35	2	23			
9	— 73	27	H				40°4	41°	
10	C. de Gassicourt 86			21	8	8	41°2	40°4	
11	Meunier 11	28	H	14	10	14	40°2	40°	2
12	— 13	28	H	19	9	12	40°4	40°5	2
13	— 15	17	F	24	6	12	40°8	40°4	2
14	Deroche 1	25	F	33	3	18	40°8	39°9	
15	— 2	22	F	28	11	13	40°8	40°2	
16	Devie. 2	19	H	12	4	11	40°1	40°9	2
17	— 3	24	F	12	4	18	39°9	40°8	6
18	— 6	30	F	16	2	6	40°3	38°9	4
19	— 8	20	H	36	9	21	40°5	39°5	2
20	— 10	21	F	17	15	9	40°	39°7	2
21	— 11	27	F	27	2	7	39°4	40°	4
22	— 12	17	F	30	1	7	40°3	40°	2
23	— 15	16	F	22	1	12	39°6	40°2	4
24	— 23	22	F	23	2	10	40°	40°6	6
25	— 24	24		14	7	24	40°	40°	2
26	— 26	22	F	36	1	19	40°	40°	2
27	— 28	43	F	30	11	17	40°2	39°8	4
28	— 29	19	F	39	7	20	40°9	40°4	5
29	— 30	27	F	39	12	17	40°	40°7	2
30	— 31	18	F	19	5	14	39°9	39°3	3
31	— 32	32	H	31	14	4	40°1	40°	2
32	Licht 24	26	H	43	5	31	40°4	40°6	6
33	— 25	26	F	35	7	15	40°6	40°6	4
34	— 26	12	F	30	18	9	40°4	40°2	4
35	Prat. Mal. Enfants			18	1	17	40°2	40°2	6
36	Comby-Zielinski	7	F	19	7	13	40°5	40°	9

Tableau III (*suite*)

N° de l'observation	Age	Sexe	Durée — 1re atteinte	Durée — Apyrexie	Durée — 2e atteinte	Maximum Thermique 1re atteinte	Maximum Thermique 2e atteinte	Jour de ce Maximum
I. P... L...	23	F	27	7	22	40°2	39°7	
II. J... C...	24	H	21	6	12	40°9	40°2	8°
III. S... A...	18		25	8	14	40°6	40°6	1
IV. P... C...	22		20	6	14	40°3	39°6	10
V. S...			30	12	16	40°6	40°1	
VI. H... M...	24		30	3	13	40°5	39°8	
VII. X...		H	28	14	15	40°4	39°6	
VIII. G... N...	16			7	6	40°6	39°6	3
IX. G... J...	18		22	9	7	40°1	38°6	
X. M... E...			46	2	13	40°4	38°6	
XI. M... A...			22	5	5	40°6	39°6	2
XII. B... A...			22	6	4	39°6	40°	3
XIII. B... H...	16		30	8	7	40°1	40°6	4
XIV. S... G...	24	H	28	6	23	40°6	40°8	3

Tableau IV

	N° de l'observation		Age	Sexe	Durée 1re atteinte	Durée apyrexie	Durée 2e atteinte	Maximum thermique 1re atteinte	Maximum thermique 2e atteinte	Causes de la mort
1	Louis	18				18	11			
2	Marboux	3	25	H	18	4	10	40°	40°3	Adynamie — Taches rosées le 3e jour.
3	Serres	3	16	H	13	8	18	40°5		Adynamie — Escharres sacrées 1re atteinte bénigne.
4	Ceppi		43	H	19	10	15		40°4	Hyperthermie progressive: 41° au moment de la mort.
5	Meunier	1	26	H	23	3	7	40°2	40°	Collapsus.
6	—	8	15	H	31	7	10		40°	Adynamie.
7	Cabadé						7	40°4	40°6	
8	Licht	5	17	H			18			Perforation intestinale.
9	—	9	23	H	21	5	5			Mort subite — Taches rosées le 3e jour.
10	—	12	36	H	25	2	12	40°		Hémorragies intestinales — Endopéricardite.
11	Devic	7	26	H	21	5	18	40°9	41°	Adynamie.
12	—	33	23	H	23	21	3	40°		Péritonite.
13	Deumié	1	18	H	34	6	24		39°2	Perforation intestinale.
14	Gouget et Fauquez		26	F	22	7 1/2	5	39°4	40°2	Hémorragie intestinale.
15	Marmasse		36	F	21	10	21	40	40°3	Hémorragie intestinale.
16	Obs. Personnelle Sch.		24	H	28	6	23	40°6	40°8	Ataxoadynamie.

Tableau V

	Nº de l'Observation	AGE	SEXE	DURÉE DE 1re Atteinte	Apyrexie	1re Rechute	Apyrexie	2e Rechute	Apyrexie	3e Rechute	Apyrexie	4e Rechute	Apyrexie	5e Rechute
1	Jenner	20	F	34	10	13	18	5						
2	Wunderlich, pl. VII, f. VII.			38	3	4	4 1/2	5						
3	Raynaud	20	F	28	6	4	15	19						
4	Forrest	19	H	30	30	23	7	13						
5	Devic 9	19	H	26	2	21	3	14						
6	— 13	13	F	22	5	24	6	7						
7	— 16	20	F	36	3	20	20	12						
8	— 20	29	H	30	4	23	11	20						
9	— 27	32	H	33	4	17	3	7						
10	Licht 27	17	F	22	3	6	18	7						
11	— 28	10	F	25	8	23	10	17						
12	— 29		H	19	1/2	21	9	21						
13	— 30	33	H	16	6	18	17	12						
14	Deumié 5	18	H	16	2	8	1	17						
15	9	19	F			11		16						
16	Jaccoud 1	21	F	39	1/2	18	3 1/2	10	18	21				
17	Devic 17	16	F	22	8	22	6	14	1	13				
18	Deumié 6			19	2	14		7		1				
19	— 10	19	F	27		13	7	4	17	20				
20	Jaccoud II	32	H	25	2	26	4 1/2	19	19	11	8	19	8	15
21	Claisse	38	H	30	0	25	17	23	17	15	18	13	20	15

CONCLUSIONS

I. — Les travaux modernes ont mis en évidence l'existence d'une sensibilisation ou anaphylaxie dont les effets s'opposent à ceux de l'immunisation.

L'aspect clinique des différentes réactions de l'organisme, réactions de sensibilisation, réactions d'immunisation, peut s'étudier sous le nom d'allergie.

II. — Il existe une allergie typhique ; on peut distinguer en effet, dans la rechute de la fièvre typhoïde :

A. — Des réactions atténuées où les phénomènes d'immunisation, quoique associés à ceux de sensibilisation, restent cependant prédominants ; cliniquement il convient de décrire quatre groupes de faits :

Type I. — Pas d'atténuation dans la durée, ni dans l'intensité.

Type II. — Atténuation dans la durée et l'intensité.

Type III. — Atténuation dans la durée seule.

Type IV. — Atténuation dans l'intensité seule.

B. — Des réactions graves « anaphylactiques » ou « hyperergiques » où les phénomènes de sensibilisation prédominent ou existent seuls.

BIBLIOGRAPHIE

ANDERS (H.-S.) — A case of third attack of typhoïd fever with remarks on recrudescence, relapse and recurrence in typhoïd fever. (*Codex méd. Phila.*, 1894-95, I, 233-236.)

ARMAND DELILLE. — Le mécanisme de l'immunité : I. Anticorps-antigènes et déviation du complément. — II. L'anaphylaxie et les réactions anaphylactiques. Monographies cliniques de l'*Œuvre médico-chirurgicale*, nos 55 et 56. Paris, 1910.

ARNOULD. — Lettre à M. Lorain publiée in *Union médicale*. Paris, 1870, nº 18, 12 fév. 1870, p. 247.

AZAMBRE. — Etude sur la rechute de la fièvre typhoïde. (Th. Paris, 1877, nº 53.)

BABINSKI. — Observations de rechutes pendant la convalescence de la fièvre typhoïde. (*Journal des Conn. méd. prat.* Paris, 1882, nº 42, 3e s., IV, pp. 329-339).

BARBEAU (F.). — Des rechutes de la fièvre typhoïde. (*Gazette des Hôpitaux*. Paris, 1856, 11 et 22 juillet, XXIX, 330.)

BATTLE. — Quelques considérations cliniques sur la rechute de la fièvre typhoïde. (*Gaz. hebd. des Sciences méd. de Montpellier*, 1881, nos 20 et sq.)

BÉHIER ET HARDY. — Pathologie interne. Paris, 1858, tome I, p. 136. Paris, 1880, tome IV, p. 89.

BOLLENAT. — De la température dans la fièvre typhoïde. (Th. Paris, 1869, nº 38.)

BROUARDEL (P.) et THOINOT (P.). — Article fièvre typhoïde (in *Nouveau Traité de médecine et thérapeutique*. Paris, 1907, fascicule III, pp. 162 et sq., 192 et sq.)

BRUHL (I.). — Fièvre typhoïde chez un homme âgé de 61 ans, rechute, guérison. (*France Méd.* Paris, 1887, nº 152, pp. 1846-1849.)

BUCQUOY. — Leçon clinique (in *France Méd.*, 1878, pp. 353-361).

CABADÉ. — Fièvre typhoïde légère suivie d'une rechute mortelle. (*Soc. méd. de Paris*, 1883, nos 22-23-25.)

Cadet de Gassicourt. — Traité clinique des maladies de l'enfance. Paris, 1882, tome II, pp. 561 et sq.

Carslaw (J.-A.). — Cure of enteric fever with four distincts relapses. (*Lancet*, London, 1890, II, 120-122.)

Ceppi. — Rechute de la fièvre typhoïde, lésions récentes du gros intestin. (*Progrès méd.* Paris, 1877, n° 14.)

Chantemesse. — Article typhoïde, *in* Traité de médecine de Charcot, Bouchard et Brissaud.

Charcot. — Œuvres complètes. Paris, 1889, tome VIII, p. 23.

Chauffard. — De deux signes de convalescence franche dans la fièvre typhoïde. (*France Médicale*. Paris, 1883, n° 1.)

Claisse (J.-P.). — Fièvre typhoïde prolongée à rechutes multiples. (*Bull. et Mém. Soc. méd. pop.* Paris, 1906, 3e s., XXIII, pp. 571-574.)

Comby (J.) et Zielinski (M.). — Fièvre typhoïde à rechute suivie de rougeole bénigne. (*Arch. de Méd. des Enfants*. Paris, 1910, XIII, pp. 609 et sq).

Delanoë (P.). — Contribution à l'étude expérimentale de l'anaphylaxie et de l'antianaphylaxie typhique. (*Montpellier Médical*, 2e s., XXVII, 1909, nos 8, 9, 10, 11.)

Delanoë (P.). — Du mécanisme de l'anaphylaxie typhique. (*Montpellier Médical*, 2e s., XXVII, 1909, n° 16.)

Deroche. — Note sur deux observations de fièvre typhoïde à rechutes. (*Ann. médico-chir. franç. et étrang.* Paris, 1887, III, 113-117.)

Deumié. — Contribution à l'étude des réitérations de la fièvre typhoïde. (Th. Paris, 1887-88, n° 22.)

Devic (E.). — Des rechutes de la fièvre typhoïde d'après 33 observations nouvelles avec tracés thermométriques. (Th. Lyon, 1886, n° 343.)

Eshner (H.-A.). — Typhoid fever with fatal relapse. (*Phila. polyclin.*, 1896, p. 403.)

Eshner (H.-A.). — Typhoid fever with relapse ; serum reaction wanting in the primary attack. (*Phila. Med. Journal*, 1898, I, p. 210.)

Forrest (R.-W.). — Notes of a case of enteric fever which had two relapses with an anormal prolongation of the interval between the first and the second attack, with charts of temperature. (*Glascow. Med. Journal*, 1883, XIX, 368-373.)

Franck. — Traité de Pathologie médicale. Paris, 1838.

Gouget et Fauquez. — Rechute de la fièvre typhoïde. Mort au 5e jour Colotyphus. (*Bull. soc. Anat.* Paris, 1899, LXXII, 138-141.)

Griesinger. — Traité des maladies infectieuses, 2e éd., 1864. Traduit sur la 2e éd. par G. Lemaître, 1868, pp. 295-299.

Grisolle. — Pathologie interne. Paris, 1855, t. I, p. 37, 9e éd. Paris, 1869, t. I, pp. 40-41.

GUYARD (J.-A.). — Etude sur la fièvre typhoïde à rechutes. (Th. Paris. 1876, n° 494.)

HOMOLLE. — Article Typhoïde, *in* Dictionnaire de JACCOUD, t. XXXVI, pp. 752-757.

HUGUES et LÉVY (A.). — Fièvre typhoïde à évolution primitivement régulière, à rechute très grave au 5e septénaire à récidive atténuée un an plus tard. (*Arch. de méd. et pharm. militaires.* Paris, 1891, VIII, pp. 151-155).

HUNT. — The relapse of typhoïd fever. (*Practitioner*, London, 1898. LX, 263-272.)

HUTCHINSON (J.-A.). — Cure of two relapses following typhoïd fever. (*Phila. Med. Times*, 1881, 2, XII, p. 387.)

HUTINEL. — Etude sur la convalescence et les rechutes de la fièvre typhoïde. (*Paris Med.*, 1883, VIII, pp. 133-138.)

HUTINEL. — Id. (Thèse d'agrégation. Paris 1883.)

JACCOUD. — Pathologie interne. Paris, 1883, 7e éd., t. III, pp. 632-638.

JACCOUD. — Sur les rechutes de la fièvre typhoïde. (Leçons de clinique médicale, 1883-84. Paris, 1885, pp. 535-553.)

— Fièvres typhoïdes à rechutes multiples. Leçons de clinique médicale, 1885-86 Paris, 1887, pp. 177-197 (23 fév. 1886).

— Récidives et rechutes de la fièvre typhoïde. (*Bull. Méd. de Paris*, 1894, VIII, 49-51.)

— Les rechutes de la fièvre typhoïde. (*Rev. gén. de Clin et Thérap.* Paris, 1896, X, 49.)

— Des rechutes de la fièvre typhoïde. (*Rev. prat. des travaux de Méd.* Paris, 1897, 299-300.)

JOHNSTON (A.). — Multiple relapses in case of enteric fever. (*Med. Chron. Manchester*, 1891, XIV, 102-105.)

KELSCH. — Traité des maladies épidémiques. Paris, 1905.

KLEIN (E.). — Fièvre typhoïde à rechutes multiples chez une fillette de 11 ans. Guérison. (*J. de Sc. Med. de Lille.* 1906, II, 189-193.)

LEGRY. — Article Typhoïde, *in* DEBOVE-ACHARD. Paris, 1899, tome VIII, p. 348.

LICHT (A.-E.). — Contribution à l'étude de la rechute de la flève typhoïde. (Th. Nancy, 1886-87, n° 260.)

LIEBERMEISTER (C.). — Leçons de pathologie interne. Trad. du Dr. Guiraud, 1887, pp. 172 et sq.

LORAIN. — *Bull. et Mém. de Soc. Méd. pop.* Paris, 1869, 2e s., t. VI, p. 256 et sq. Discussion de Hervieux, C. Paul, Marotte, Dumontpallier, etc..

LORRAIN. — De la température du corps humain et de ses variations dans les maladies. Paris, 1897, tome II, pp. 123-128.

Mabille (L.). A propos d'un cas de fièvre typhoïde à rechutes. (*Nord médical*. Lille, 1898, IV, p. 187.)
Mardoux. — De la rechute de la fièvre typhoïde. (Th. Strasbourg, 1866.)
Marfan. — *In* traité des Maladies de l'enfance. Paris, 1899, tome I.
Mariani (F.) et Bono (A.). — La rechute dans la fièvre typhoïde. (*Clin. med. Ital.*, mai 1903, p. 289, résumé in *Arch. gén. de méd.* Paris, juillet 1903, p. 1829.)
Marmasse. — Rechute mortelle de la fièvre typhoïde. Lésion du gros intestin. Colotyphus. (*Bull. soc. anat.*, Paris, 1898, LXXXIII, 600-602.)
Metzquer. — Fièvre typhoïde à rechutes. (*France Méd.*, Paris, 1874, XXI, 193-195.)
Meunier (L.-A.). — Sur les rechutes de la fièvre typhoïde. (Th. Paris, 15 février 1883, n° 112.)
Michel (A.). — Des rechutes de la fièvre typhoïde. (*Union méd.* Paris, 1859, 2e s., IV, 227-295-362-393.)
Michel (L.-A.). — Sur les rechutes de la fièvre typhoïde. (Th. Paris, 1864, n° 71.)
Monod (E.). — Des rechutes de la fièvre typhoïde. (*France Méd.* Paris, 1878, XXV, 353-361.)
Moore (J.-W.). — A case of true relapse in enteric fever. (*Dublin, J. M. Sc.*, 1885, LXXX, 486-491).
— A case of recurrent enteric fever followed by true relapse. (*Dublin, Jour. medical sciences*, 1892, XCIII, 281-291.)
Murchinson (Ch.). — La fièvre typhoïde. Trad. de Lutaud. Paris, 1878, pp. 160 à 165.
Niemeyer. — Pathologie interne. Traduction. Paris, 1877.
Paul Constantin. — Que faut-il entendre par le mot « rechute » dans la fièvre typhoïde? *Mém. lu à la Soc. méd. hôp.*, le 24 décembre 1869. (*Bull. et Mém. de la Soc.* Paris, 1896, 2e s., VI, pp. 46-43, 24 planches.)
— (*Union médicale*. Paris, 1870, 3e s. IX, pp. 571-582, 24 planches.)
Pérignon. — Fièvre typhoïde à rechutes. Localisation des lésions sur le gros intestin. (*Bull. Soc. anat. clin. de Lille*. Lille, 1890, pp. 101-102.)
Perrin. — Interprétation nosologique de la réapparition des symptômes dans la fièvre typhoïde pendant la convalescence de cette maladie. (Th. Paris, 1877, p. 296.)
Potain. — Clinique du 29 janvier 1886. (*Journ. de méd. et chirg. prat.*, janvier 1886.)
Pratique des maladies des Enfants (Méry-Guillemot-Genévrier). Tome II, p. 469. Paris, 1910.
Raynaud (Maurice). — De la fièvre typhoïde à rechutes. (*Gaz. hebd. de Méd.*, 1877, p. 182.)
Rendu (H.). — La rechute de la fièvre typhoïde. (*Journ. de Méd. interne*, Paris, 1899, III, pp. 473-477.)

RILLIET et BARTHEZ. — Traité des maladies des enfants. Paris, 1843, tome II, pp. 378-379. Paris, 1861, tome I, p. 40.

ROBIN (A.). — La fièvre typhoïde. Essai d'urologie clinique. Paris, 1877, pp. 159 et 160.

ROGER (H.). — Recherches cliniques sur les maladies de l'enfance. Température dans la fièvre typhoïde. Paris, 1872, tome I, pages 255 et suiv.

SERRES (A.). — Des rechutes de la fièvre typhoïde (Th. Paris, 1874, nº 211.)

SICARD (J.-A.). — Récidive rapprochée de fièvre typhoïde ; son diagnostic par la mensuration de la réaction de Widal. (*Bull. et Mém. Soc. Med. Hôp.* Paris, 1905, 3e s., XXII, pp. 855-858).

SIMON (J.). — Conférences thérapeutiques sur les maladies des enfants. Paris, 1887. Tome II, pp. 200-201.

TAUPIN. — Recherches cliniques sur la fièvre typhoïde observée dans l'enfance. (*Journal de Conn. Méd. Chir.*, 1839, t. II, pp. 247 et suiv.)

THOINOT et RIBIERRE. — Article Fièvre typhoïde, *in* Nouveau Traité de médecine GILBERT et THOINOT, fasc. III, 1912.

TROUSSEAU. — Clinique médicale de l'Hôtel-Dieu, Paris, Ed. de 1861. T. I, pp. 155-157.

VALLEIX. — Traité de pathologie médicale. Paris, 1860.

VON PIRQUET (C.-F.). — Allergie, Berlin, 1910.

WUNDERLICH. — De la température dans les différentes maladies. Leipzig, 1868, 2e éd., 1870. Trad. française de Labadie-Lagrave. Paris, 1872.

X... — De la convalescence et des rechutes de la fièvre typhoïde. (*Gaz. Hôp.*, Paris, 1883, nº 43.)

TABLE DES MATIÈRES

Poitiers. — Imp. G. Roy, 7, rue Victor-Hugo.

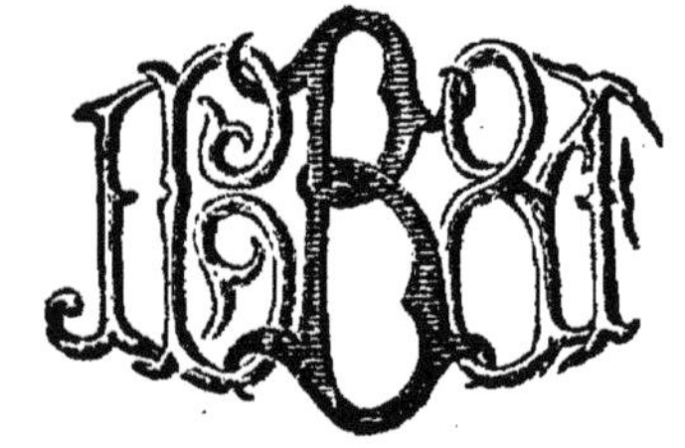

www.ingramcontent.com/pod-product-compliance
Ingram Content Group UK Ltd.
Pitfield, Milton Keynes, MK11 3LW, UK
UKHW020158200726
13856UKWH00003B/1054